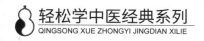
 轻松学歌赋
QINGSONG XUE GEFU

用药传心赋 ②

YONGYAO CHUAN XINFU

曾培杰 ◉ 编著

朗照清度　蔡中凤　唐婉瑜
李家林　曾佳俊　曾舒佳　温璧华 ◉ 整理

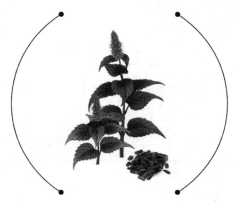

U0345448

辽宁科学技术出版社
LIAONING SCIENCE AND TECHNOLOGY PUBLISHING HOUSE
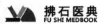拂石医典
FU SHI MEDBOOK

图书在版编目（CIP）数据

轻松学歌赋用药传心赋 . ② / 曾培杰编著 . — 沈阳 : 辽宁科学技术出版社 , 2023.8
ISBN 978-7-5591-3040-2

Ⅰ . ①轻… Ⅱ . ①曾… Ⅲ . ①方歌—汇编 Ⅳ . ① R289.4

中国国家版本馆 CIP 数据核字（2023）第 097821 号

出版发行：辽宁科学技术出版社

北京拂石医典图书有限公司

地址：北京海淀区车公庄西路华通大厦 B 座 15 层

联系电话：010-57262361/024-23284376

E-mail：fushimedbook@163.com

印刷者：河北环京美印刷有限公司

经销者：各地新华书店

幅面尺寸：170mm×240mm

字　数：235 千字

印　张：17.25

出版时间：2023 年 8 月第 1 版

印刷时间：2023 年 8 月第 1 次印刷

责任编辑：陈　颖　孙洪娇

责任校对：梁晓洁

封面设计：黄墨言

封面制作：黄墨言

版式设计：天地鹏博

责任印制：丁　艾

如有质量问题，请速与印务部联系

联系电话：010-57262361

定　价：89.00 元

在草医节期间，宏姐翻开她的手机相册说："我这里有三千多张照片，都是吃药前后的对比图，基本就像换了一个人，脸色变好看，眼睛变有神，精神状态变好等等，这都是中医治疗的实相。"

宏姐也自己开方给自己吃，她说："行中医首先要自治，自己身上的问题都解决不了，怎么帮人看病！"

所以，中医人行医要关注病人前后的变化，比如舌苔、脸部、声音、症状、脉象、心情等，因为只有这样，你才能辨别出治疗是否有效果，哪些有变化哪些没变化，最后再做调整，让病人的身心越来越好。

同时，如果医者自己生病了，那就不要错过这个自证实践的好机会。

比如最近冒虚汗多，《用药传心赋》中有条文：

黄芪补卫而止汗！

那就用玉屏风散，重用黄芪，结果三剂不到，汗就止住了。

如果身体出汗还发冷，大便稀小便清长，那就再加上附子。

附子回阳，救阴寒之药！

阳虚不固的漏汗，附子是必用要药。

如果吃了点凉冷东西，肚子胀痛，那就用《用药传心赋》中的条文：

官桂治冷气之侵，木香调气治腹痛！

马上用点肉桂、木香煮水喝，再用艾条灸下肚子，很快肚子就暖起来了。

如果吃煎炸烧烤上火口腔溃疡，喉咙肿痛，这时就要想到《用药传心赋》中的条文：

石膏泻胃火之炎蒸，山豆根解热毒而治喉痹！

把这两味药煮水喝一下，整个消化道就像降了一场雨，清凉无比……

传心者，不只是传前人的秘诀歌赋，前辈的经验方法，更多的是用身心去体证方药的作用，用心去感受病人用药前后的身心变化，哪怕是最细微的变化，都是弥足珍贵的。

这就是实践精神和实事求是精神，也是中医能够健康发展的重要基础。

如果您正在走上这实证之路，那么恭喜您已得传心之法了！

用药传心赋

用药之妙，如将用兵。兵不在多，独选其能。药不贵繁，惟取其效。要知黄连清心经之客火。黄柏降相火之游行。黄芩泻肺火而最妙。栀子清胃热而如神（炒黑止血）。芒硝通大便之燥结。大黄乃荡涤之将军[①]。犀角解乎心热。牛黄定其胆惊。连翘泻六经之火。菊花明两目之昏。滑石利小便之结滞[②]。石膏泻胃火之炎蒸。山豆根解热毒而治喉痹。桑白皮泻肺邪而利水停。龙胆治肝家之热。瞿麦利膀胱之淋。鳖甲治疟而治癖。龟板补阴而补心。茵陈治黄疸而利水。香薷治霍乱以清襟。柴胡退往来之寒热。前胡治咳嗽之痰升。元参治结毒痈疽，清利咽膈。沙参补阴虚嗽，保定肺经。竹叶、竹茹治虚烦而有效。茅根、藕节止吐衄而多灵。苦参治发狂痈肿。地榆止血痢血崩。车前子利水以止泻。瓜蒌仁降痰以清襟。秦艽去骨蒸之劳热。丹皮破积血以行经。熟地补血而疗损。生地凉血以清热。白芍药治腹疼——补而收，而烦热上除。赤芍药通瘀血——散而泻，而小腹可利。麦冬生脉以清心，上而止嗽。天冬消痰而润肺，下走肾经。地骨皮治夜热之劳蒸。知母退肾经之火沸。葛根止渴而解肌。泽泻补阴而渗利。兹乃药性之寒，投剂须当酌意。

又闻热药可以温经：麻黄散表邪之汗。官桂治冷气之侵。木香调气治腹痛。沉香降气治腰疼。丁香止呕，暖胃家之冷。藿香止吐，壮胃脘以温。吴茱萸走小腹疗寒疼。山茱萸壮腰肾以涩精。豆蔻、砂仁理胸中之气食。腹皮、厚朴治腹内之胀膨。白豆蔻开胃口而去滞。元胡索治气血亦调经。附子回阳，救阴寒之药。干姜治冷，转脏腑以温。草果消溶宿食。槟榔去积推陈。苁蓉壮阳而固本。鹿茸益肾而生精。锁阳子最止精漏。菟丝子偏固天真。没药、乳香散血凝之痛。二丑、巴豆（二位相反）攻便闭不通。紫苏散邪寒，更能降气。川椒退蛔厥，核治喘升。五灵脂治心腹之血痛。大茴香治小肠之气痛。

此热药之主治，分佐使与君臣。

论及温药，各称其能。甘草为和中之国老。人参乃补气之元神。葶苈降肺喘而利水，苦甜有别③。茯苓补脾虚而利渗，赤白须分④。黄芪补卫而止汗。山药益肾而补中。莪术、三棱消积坚之痞块。麦芽、神曲消饮食而宽膨。顺气化痰陈皮可用。宽中快膈枳壳当行。白术健脾而去湿。当归补血以调经。半夏治痰燥胃。枳实去积推陈。川芎治头疼之要药。桃仁破瘀血之佳珍。艾叶安胎而治崩漏。香附顺气而亦调经。杏仁止风寒之嗽。五味敛肺气之升。防风乃诸风之必用。荆芥清头目而疗崩。山楂消肉食之积。细辛止少阴头疼。紫薇花通经而堕胎。酸枣仁敛汗而安神。藁本止头疼于巅顶之上。桔梗载药物有舟楫之能。杜仲壮腰膝而补肾。红花苏血晕而通经。兹温药之性气，学者必由是而遵循。

既已明于三者⑤，岂不悉举其平。常山使之截疟。阿魏用之消癥。防己、木瓜除下肢之湿肿。菖蒲、远志通心腹之神明。壮腰膝莫如虎骨。定惊悸当用获神。阿胶止嗽而止血。牡蛎涩汗而涩精。羌活散风，除骨节之疼。冬花止咳，降肺火之升。独活、寄生理脚膝之风湿。薄荷、白芷散头额之风疼。木贼、蒺藜退眼睛之浮翳。元明、海粉降痰火之升腾。青皮伐木。紫菀克金。五加皮消肿而活血。天花粉止渴而生津。牛蒡子清喉之不利。薏苡仁理脚气之难行。琥珀安神而利水。朱砂镇心而定惊。贝母开心胸之郁，而治结痰。百合理虚劳之嗽，更医蛊毒。升麻提气而散风。牛膝下行而壮骨。利水须用猪苓。燥湿必当苍术。枸杞子明目以生精。鹿角胶补虚而大益。天麻治诸风之掉眩。木通治小便之秘涩。天南星最治风痰。莱菔子偏医面食。此乃药性之提纲，用作传心之秘术。

---

①言大黄涤除肠道积滞，好像猛将一样。

②结滞：指湿热蓄于下焦以致小便不利。

③葶苈性寒，有苦、甜两种。苦的下泄性急，甜的下泄性缓。

④茯苓甘平淡，气味俱薄，白的偏于补，赤的偏于利。

⑤三者：指寒、热、温三性。

目录

知 母

 知母退肾经之火沸。

知母能够退相火沸腾。君火是什么？心。相火呢？ 就是心以下的这些臣相、宰相、余脏，即肝肾之火。心火呢，黄连一清就退了。

哎呀，舌尖好痛。

喝黄连泡水，喝下去就退了。

舌尖一痛你就黄连泡水，但是要买上好的黄连，因为有些黄连啊，它是被大药厂已经将精华榨出一部分来了，仅剩那个形躯。

该怎么服药？以前服一次就见效，现在为什么服三次才好？

药的品质下降了。

这个就必须用极品的鸡爪黄连，不要用普通的黄连，要用道地药材，不能用这个普通的伪品取代。

知母是百合科的植物。在南方最容易出现的两个证型，一是气阴两虚，一是湿热为患。

因为南方低洼，水湿大，靠海。

中医养生从来都是少火生气的。壮火呢，壮火食气，食气是什么？会把元气吞掉，就消耗，所以做一件事情呢，你看有人做得闲庭信步，越做越精神百倍，气象万千。

有人做事呢，同样一件事情，越做越深感疲惫是真的那么繁重吗？不是，那是什么？是他处于壮火状态。

壮火食气，少火就生气。

你看你一着急，发现人好累啊，人一累就是你做事情太急躁。

你一平静，人能常清静，天地悉皆归。就是走路，上天都给你补充能量，所以有些人一整天干活干到晚，好精神，好有能量。

有人一偶尔干一下，他就好着急，想把它干完，其实活并不累人，就是那个着急的心将你的元气吞掉了，所以说，损人者莫过急性子，益身体无如平缓心。

知母呢，能让你弦紧的神经放松。比如说，最近用手机追韩剧，看得神经紧绷，熬夜，虚火上亢，心很急。去打饭的时候，就三分钟都等不了，老想插队，开车老想超越别人，洗澡老想快点洗完，然后去追剧看。

这时候，一急呢，就是火起，所以心主火，急伤脉，急伤心，一个着急就一分火，两个着急就发了炎，怎么办呢？一个炎字加三点水是什么？就是淡，知母就能增肾水，一增肾水气就淡泊下来，一淡泊呢，这人就不紧张了。

所以三千繁华，看淡了不过云烟。万年风尘，放下了便是晴天。这个是最补人的。

我在学校附属医院跟诊的时候，碰到一位温病学的老师，他治疗温热病很厉害，我发现他的方子里总有知母，一见这舌尖红就知母。

为什么老用知母呢？老师他就讲里面的秘密了，知母知母，百病知母。

百病都会消耗人体，一消耗人体，人是不是就会躁，无论你是寒性体质，还是热性体质，你只要一躁，就会处于消耗状态，消耗状态是什么？肾精之火沸。

你处于这个消耗状态，会觉得这个肾的"油库"都在消耗，然后腰就酸了，气就急了，腿也抬不起来了，所以这时得赶紧熄火。

知母养阴液以后，火就退了，它从肺一直养到肾，从天而降，降金生水，一味知母足矣。

肾精之火沸，谁能够领悟到，是属于消耗状态呢？

比如你最近觉得奇怪，怎么我已经坐在房间里，但脑子都静不下来，就像车开到车库，钥匙没关，你去睡觉，第二天起来发现油库呢，降下去了，耗掉好多油，这就是处于消耗状态。

所以消耗性疾病很可怕，以后碰到此类疾病要严阵以待，因为可能是肺结核，也可能是肝炎。

肾精之火沸，不就是身体的"油库"不断处于消耗状态吗？知母它是干什么的？第一，降金生水，可以补充肾水；第二，清热退蒸，可以退骨蒸劳热。

如果觉得最近夫妻一相处，或者在单位里跟同事相处，就起念头跟他相抗，你就消耗了。干活干八小时不累，可是跟同事较劲半小时，三天都觉得疲累。

这种情况可服百合、知母、大枣、山药。

老师讲过清补凉，麦冬、天冬都好，再搞点黄芪、党参，补气阴，配在一起，就是什么？免消耗汤，这本来大消耗的，就变成小消耗了。

所以老师治疗更年期综合征，妇人更年期身体火烧火烫简直就是一绝，在中医药大学呢，号称妇女之友了。

医生，我身似烧火炉。

什么意思？身体发烫，像火烧一样，走路像蟑螂一样，到处急，眼睛又瞪大的。

一望这象，我很熟悉，根本不用切脉。

百合知母汤、甘麦大枣汤、四逆散，三个一合方。

一周以后，病人再过来，这晚上觉也好睡了，胃口也开了，人也缓了，气也顺了，以前老跟老公吵架，现在也不吵了。

比如两条鱼都在水饱满的江里，它们哪会打架，水不够了，才打架。

所以一个人如果精气神饱满，哪会发脾气，就是精气神亏了才发脾气。

知母有滋阴降火，润燥滑肠，利大小便之效，所以有一种肺咳，白天咳得厉害的，非常适合用知母。

热咳三焦火。

知母、贝母、款冬花，专治咳嗽一把抓。

只要舌尖红红的，又咳嗽得很厉害的，属于燥火咳，知母、贝母、款冬花，三个药闭着眼睛开，一用效果就很好。

那夜咳呢，夜咳一般为肺间寒，要用姜辛味。

若要痰饮退，宜用姜辛味，即干姜、细辛、五味子。

加理中丸或者六君子汤，效如桴鼓。

知母还可以润燥滑肠，所以便秘可以用。

知母有利大小便之效，为什么能利大便？因为它润燥滑肠。

为什么利小便？因为它降金生水。

我们看功效，要去推为什么？只有将里面的"为什么"搞明白，你才能思路清晰，碰到病你才能治好它。不然含含糊糊，下一次就不会用了。

《神农本草经》讲，知母主热中。

什么意思？中就是中焦脾胃，这脾胃热得受不了。

前天有一位病人过来，他说他像狼一样饿，东西不断丢到肚子里，马上就被化掉了。

这个邪热在肚子里头，像一团火一样，瞬间将营养焚烧，消耗掉了，总是处于消耗状态。

我说，你拿第一剂吃下去，你就吃三餐，不用吃第四餐了。

果然，一剂下去，四到五餐就变三餐了。

我们用了四逆散、百合、知母，然后加甘麦大枣汤，一下去他就不燥了。

为什么呢？知母主热中，中焦发热呢，丢什么样食物下去，一下就被烧掉。

但知母将这种消耗状态，变为平缓。

知母又可以除邪气，邪热。

比如说，有些人老是遗精，相火扰动心火，心动五脏六腑皆摇，非常烦躁，舌一伸出来，舌尖红，少苔。

就用知柏地黄丸，一下去，相火一清，那精就不动了，水就平了，这叫金定水平，叫投金于水。

《药性论》讲，知母主治心烦燥闷，骨热劳往来。

就是劳累以后，这个骨头都发热，热气沸腾。

大家要记住，知母的口诀：急躁烦，知母安。

《日华子本草》讲，知母能够镇惊悸。

容易受惊，吃点百合知母。家里出了大事，有些妇女就心神不安，六神无主，不要紧，隔水炖百合知母甘麦大枣吃。

当天吃下去，晚上就呼呼大睡，第二天起来没事了，不然神经弦绷紧得像被猎人逮捕的猎物的一样，心惶惶不可安，这叫惊惧，如猎物被捕，落入网中。

老师十天前看珍仔围村一位老叔。他说他的心要跳出胸口了。

我问他："是不是还老觉得胃堵得不舒服？"

他说："是的。"

那么开四逆散再加焦三仙，一个疏肝，一个降胃。

再加百合、知母，安神定志；甘麦大枣汤，柔缓干燥。四个方合在一起，合方治疑难。

后来病人说他现在不会觉得心要跳出来，我也不知道具体是哪些药达到镇惊悸的效果，但是百合、知母肯定有的，四逆散疏肝理气有了，焦三仙把肚子里的积滞也化掉了。

他吃了就放屁，然后感觉心舒展了，嘴里唾沫多了。他说吃了我的药，嘴里多唾沫。这叫金津玉液，可以疗愈百病。

《药类法象》讲到，知母是泻足阳明经火热之圣药。从咽喉一直到肚脐这条经络，火燎火燎的，就用知母。

身体前面属阳明经，侧面属少阳经，后面属太阳经。

所以你觉得前面好热，用知母。

有些病人说热，哪里热啊？

如果后面热，是为太阳经发热，一汗而散，用大青龙汤。

侧面好热，抓耳搔腮的，用小柴胡汤，退往来寒热。

前面胸口热，好，白虎汤，石膏、知母，就退掉了。

前面阳明火热之圣药：知母。

《用药法象》讲，知母能泻无根之肾火。

无根之肾火，就是肾阴亏虚，浮阳外越所致口腔溃疡等。

疗有汗之骨蒸就是骨头蒸蒸又出汗。

我们讲过地骨皮跟牡丹皮这两味药。

地骨皮治有汗之骨蒸，牡丹皮治疗无汗之骨蒸。

有些更年期妇女老冒汗，而且晚上呢，骨头蒸蒸发热，用地骨皮、知母，再加甘麦大枣汤。百用百效，没有无效的。

重一点，就多服几剂，如果心情郁闷，再加四逆散，如果上火了，就加点黄柏之类的药。

知母降金生水，可以止虚劳之阳，滋化源之阴。就是劳损太厉害了，它补一补；这阴液不足了，它润一润。

中医调来调去就调阴阳。

阳本上升，阴从下吸则降。

阳一上升了，口干舌燥、鼻干、眼干，加点知母，把肾阴一补。水浅不养龙。

阳本上升，阳气往上升，降不下来，就会出现高血压之类的情况，阴从下吸则降。

两天前，我就拿到一张报告单。这病人呢，感觉头要炸裂了，一量血压，收缩压 160mmHg，以前都不曾这么高。他问怎么办，找我开方。

好简单，四逆散，郁脉嘛，再加牛膝，降火。

百合、知母，左金平什么？平木，木最怕什么？最怕金，刀一砍它就倒了。

所以肝火再旺的时候，只要加点枇杷叶，加点百合、知母，血压就降下来了。

左金平木，再加上降金生水，下一场雨，再热的天气都降下去，降温了。

所以雨后必降温，所以降肺呢，肝火必下。

不用去泻肝胆，只要降金就好了。

所以这个阳本上升，阴从下面吸，它就会降。

当人年老后，阴液不足，所以会出现高血压，并不是因为火大，而是肾水少了。

锅里水少，就会摇会动，所以有些老人他手就摇。你看那锅里头，水一旦少了，它就汩汩汩，水一滚，整个锅都会动。

你看老人手动，不要紧，搞点清补凉，百合、知母、麦冬、生地，再用点健脾的陈皮，然后整个阴液它就补起来了。一吃，这手就平静了。

阴本下降，阳从上掣则升。

像这个抽木偶戏，阴液这个木偶呢，它是阴成形产物，它掉下来，上面必须有人把它抽起来。

心慌心悸，掉气，嘴角下垂，走路驼背弯腰，为什么呢？

阴本来就是要下降的，像果子熟了它就要掉地，要下降。阳从上掣则升。

比如向日葵，本来就是下来的，太阳一足，它就抬头了，太阳不足，就是下面阳不够，它就抬不起头。

阳降则为蒸变化生之源。

这阳一降下去，下面这些水湿如脚肿等，就会被蒸掉了。

阴升则为滋养濡润之助。

这阴液一旦升起来了，脸色就很好看，好像有一股珠光宝气。

你看那老人，他阴升不起来了，老是坐轮椅，一看过去，那脸呢，好像干枯的核桃一样。

《主治秘诀》讲，知母其用有三。泻肾经火，一也；利小便，二也；治疗痢疾，脐下痛，三也。

若是病人火气上头，必须用酒炒知母，用酒炒，能够载药上行。

《本草乘雅》讲，知母，天一生水也。

所以无论什么样的火，适当用点知母都可以消。

比如夏火炎炎，怎么办？我们就转到秋令去，秋风一起呢，觉也好睡了，人也舒坦了。

所以一个人老是上火怎么办？在人体制造秋令，百合、知母就是造秋令。

人就像神一样，可以造季节的，在身体里头造一个秋令。用枇杷叶、知母、百合。

无论多么着急的火，喝下去，一个字，就是"顺"。

所以你看，病字它就通丙，焦虑紧张拘急，就是心妄动了，它就会生病，叫"生丙"。

丙火，那怎么办呢？就用金跟水去润它，降金生水，水火就可以既济，病就好了。

所以老师用知母，这里才点睛，这才是用知母真正的意义。

《医学衷中参西录》中讲到，这个病人既虚又热怎么办？有个病人容易累，脉又跳得好快，按下去又没有力。

张锡纯说这是虚热，用黄芪、知母两味药。

虚用黄芪一补，补中带点润，加知母，既把体虚补起来，又把急躁烦降下去。

所以张锡纯说，这个配伍是治疗消渴糖尿病的妙方。

糖尿病病人都有这个特点，没动两下就累，然后呢，脾气还很臭，人又着急，这样的人有好多。

黄芪、知母有云升雨降之妙。

黄芪能够令阴液从下面往上升，因为它是一团阳气把元气补起来。

知母能让津水从上面往下降。

我们看《千金方》记载的临床运用。

有人患水肿，肚腹大，坚如石头，多年不愈，怎么办？五苓散加知母，服用下去，慢慢就退了。

因为知母滋阴又能利水，你看五苓散里，有好多利水的，如果没滋阴，就利不出去。

所以我们会用一些增液的，然后再加一点动力下去，它就通了。

《证治准绳》讲，知母、贝母各等份，名曰二母散，专门治疗肺热燥咳，此二药善入肺经，泻肺热，润肺燥如神。

凡书能称为准绳的，都是合道、合法的，准绳啊，非常厉害。

摸到肺脉，亢盛，冲鱼际的，你问病人是不是很容易干燥，对。很容易焦虑？对。很容易发脾气？对。

知母、贝母，加四逆散。

三句话，辨证开方。

知母还有通便之效。

有一病人，平时老容易生气，大便又不通，用大量的解郁通便药稍下，但随后又不通，怎么办？

想到"诸气膹郁，皆属于肺"。

于是在逍遥散、增液汤里加点知母，润肺燥，通调百脉，从此须臾便下，其病遂愈，就没有发作过了。

这是临门一脚，前面传球都很漂亮，就是没射进去，加一味知母就射进去了。

知母治疗小便失禁，我们来看案例。有一病人七十古稀，每餐必吃辛辣，才能快意，但久了，发现小便老是热辣辣的，涩涩的，非常难受，怎么办呢？

老先生一想，这个辛辣的，辛走什么？辛走肺，肺热以后，它就会把火传给大肠。

肺与大肠相表里，肺为水之上源，膀胱为水之下源。

如果天上的水是热的，那么下到地下也是热的，所以肺燥了，小便才是涩热涩热的。

怎么办？一味知母 6 克服，当夜小便通畅，吃三次以后，尿道炎就好了。

因为辨证太精准了，一味药，小剂量就搞定。

又有一病人，小便好急，但是呢，每次小便只解一点点，解不出，已经三年了，反复服补肾药没效，为什么呢？

医生就说，上天不下雨后，河流怎么会通畅？知母，降云霓，云霓是什么？久旱逢甘霖。你看《西游记》风神先出来，把风吹过来，然后再请龙王来，干什么？打一个喷嚏，打一个喷嚏就是肺降。就降水了。打一个喷嚏，肺开窍于鼻，所以要降肺。降肺就是降水。

我们来看《得配本草》讲配伍。

知母如果配黄柏，退热效果一级棒，因为黄柏降火从顶至踵，知母退热从天到地。

所以知母如果配黄柏，非常厉害，无论哪种火，就知母、黄柏两味药。

只要开始发热，脉象洪数，基本上都可以用知母、黄柏，但是虚馁的，记住要加点黄芪或者附子之类的药暖一下。这治疗全凭脉象。

知母配人参，治子烦。

如果觉得最近老是莫名其妙烦躁，又觉得好疲劳，用人参、知母泡茶，遂愈。

知母配地黄，可以润肾燥。肾燥的表现看耳朵，耳朵干的，用知母、地黄。

知母配莱菔子、杏仁，可以治疗久嗽气急。就是讲话都会咳到的，搞点知母、莱菔子、杏仁，或者三子养亲汤，就好了。

知母配麦冬，可以清泻肺火。肺火上窜引起的口臭，用知母、麦冬。如果是胃火，我们再加二陈汤。

如果欲上行清火，要酒炒知母；欲下行润肾，要盐润知母，知母过盐水。

如果牙齿痛，知母配石膏，清阳明之火。

如果胃口老是像饿鬼一样，吃多少都不解饥的，你看那饿鬼他吃什么都不解饥，这时呢，观音娘娘过来了，把那净瓶水一洒，哇，喜悦之情就往上走了，解肌了，所以这个净瓶水装的是什么？玉液汤。

　　所以大家一定要学玉液汤，就是燥得呢，吃什么东西都不解饥的，到哪里都得要带零食的，用玉液汤，就没事了。

　　冬天，天干物燥，大地都开始开裂了，有一个汤方就开始很好用了，叫二冬二母汤。二冬是指麦冬、天冬，二母是指知母、贝母，此方可滋肾润肺，治燥热咳喘。

第 38 讲

葛　根

🌿 **葛根止渴而解肌。**

葛根挖上来的时候，把它扯开来，用嘴一嚼，津液挺多的。

凡津液多，又甘甜的，都能止渴，所以消渴用葛根非常好。

北山中学一位老师，血糖有 9 mmol/L，可吃药，也可不吃药。害怕吃药，就让他服一段时间葛根茶试试。为什么呢？因为他颈椎不舒服，还经常咽干口燥。

我抓住这个象，然后再加上血糖偏高，葛根泡茶，然后再去走这个虎山。

一个月后，再去检查，血糖不到 6 mmol/L，他非常高兴。

老师再讲一个三根茶，葛根，白茅根，还有什么？芦根。

我们碰到一个小孩子发热，老是反反复复，在 39℃ 上下，体温不升也不降，胃口不好，食而无味，一切脉，脉弦硬带结，中焦带结的，一般肝郁脾滞，反复热不退，就用小柴胡汤。

小柴胡汤，这个热势退不了，再加葛根、白茅根、芦根，号称退阳明热三药。

要去阳明火，就要通便；要退阳明热，你要解肌，因为阳明肠胃主肌肉。

葛根、白茅根、芦根，它们都能够清热解肌，利水通淋。

三剂药下去，发热就不反复了，热退了，胃口也恢复了。

所以当时我就认识到，小柴胡加三根，就治疗小儿反复高热不退。

葛根解肌退热，还能生津止渴，还可以升阳止泻，如果拉肚子，肛门又灼热的，用葛根芩连汤，芩连把热退掉，葛根升阳。

清阳在下，则生飧泄。

葛根升清阳，就不往下拉了，然后黄芩、黄连，把浊阴一降，所以葛根芩连汤就是升清降浊的好方子。

这个方子对于胃肠型感冒非常好，泄泻拉得一塌糊涂，肛门热热的，脉又跳得有力的，为邪实，所以用芩连；再加上身体僵硬难受，酸痛，要解肌，所以用葛根。这个思路非常好。

我们有一次去山谷里采药，惊呆了，整个山谷，从高处望，看不到任何植物，只有葛根一物。

所有树木上趴的都是葛根，我一看，这些树木全被葛根绑架了，葛根就是什么？就是万物草木的将军，它有将军性，我现在用葛根来克癌。

葛根一去，癌症想要生长起来很难，它可以把癌细胞全部打包了，像捆大闸蟹一样，这叫取象。从这个角度去理解的时候，是不是很多癌症包块都可以用，颈部的包块，如富贵包，它不断长大的，你试试重用葛根，50～80克，再加莱菔子、焦三仙去消脂，看看是不是一天比一天好。

经现代药物研究，葛根可以抗癌，抗氧化，可以缓解这个肿瘤包块。

葛根是软藤横行筋骨间。

别看它软绵绵，筋骨任何地方它都可以穿过去。

所以老师想到，所有经脉不通，用葛根。

葛根，它能够登攀，从颈椎，这么狭窄的部位，登攀到大脑，颈椎病少不了它。所以葛根叫颈椎王，就是说颈病不离葛根。

我一看见耸肩，左右肩不平衡，用葛根。

一位超市的老板，半个月前落枕了，三天没搞好，进货都是斜着脖子的。通过朋友找到我。

桂枝汤加葛根80克，你看，我对好朋友，开方是很猛的，对一般陌生人，心还不够虔诚的时候，重剂量，我一般都不敢下，因为万一偶尔有个拉肚子什么的，就会来找我。

结果呢，一剂喝完，他马上觉得，诶，没有人帮他正颈，怎么一下子就放松了，就正过来了。80克葛根，直接松解颈部经脉。

如果觉得最近好疲劳，脖子紧紧的，试着用桂枝汤就普通的剂量，再加葛根50克开始吃，吃完以后，这个颈，扭来扭去，都很灵活了。

本来打不开的，突然间觉得可以左右打得好开的，你可以感受到药效，叫药证，又叫证药。

葛根它还有亚洲人参的美誉，葛根打粉叫做长寿粉，如果懂得这个的话，过年回家，我们应该给老年人带点葛根粉，特别是颈椎不好的老年人，可以缓解颈部疲劳。

有一电信公司的小伙子，喝酒以后肝胀，颈椎僵硬，早上起来了，歪着脖子讲话，像《黄飞鸿》里的鬼脚七，问怎么办？

我说："你是不是喝酒以后，一直睡在这个窗口？"

他说："是啊，喝酒好烦热，睡在窗口，窗风一吹，颈就僵了。"

葛根100克，加桂枝汤的药物各10克，一剂就好。

葛根能调节人体机能，增强体质跟抗病能力，可以抗衰老。

野葛藤上面有含苞待放的花蕾叫葛花，葛花有解酒之功。

每次用葛花10克左右，开水冲泡，平时口干、口苦，喝酒以后口臭，酒渣鼻的，都会减轻。葛根往上走，又可以解湿毒。

花呢，大都能够开放，都可以解郁。

《神农本草经》讲，葛根主诸痹，治消渴。

所以糖尿病，合并关节痛的，一定不要忘了它。

关节痛的，用羌活、独活。

糖尿病的，用山药、玄参。

但是你又糖尿病，饮水不解，关节又痛，用葛根。

《名医别录》讲，葛根可以主治伤寒中风头痛，解肌发表出汗。

什么叫发表？表就表皮，就是说有些人经常在办公室里工作，空调一吹，那黄汗呢，都在皮下，出不来。

三个月前，一位老阿婆手上长了一块斑。之前她到外地儿子那里生活了一个月，就莫名其妙长一个斑。在外地也不下地了，就是天天在家里吹空调。

这是肌表的汗没有出来，不要怕，这斑不是老人斑，也不是什么癌症的体现，就是汗在皮下，没有发出来。

四逆散加颈三药，再加桂枝汤。才吃了三剂，这斑就掉没了。

为什么？她吃完以后，颈部发汗，身体发汗，明显感到微微出汗。

城市里好多人的病，就是没有解肌，肌表没有解开来，人是活得很不自由的。

四逆散解情志上的郁闷跟不解，再用颈三药解颈椎上的堵塞，再用桂枝汤缓解心结。

所以用这个合方，几乎城市里既吹空调，又疲劳弯腰的人，像这种低头一族，看手机的，再加上这个情志郁闷不开怀的人群，都可以收到五六成的效果，如果你再认真一点，效果更高。

《本草拾遗》讲，葛根能够治疗饮酒后身体发热尿黄赤。小便涩痛，叫小便赤涩，赤是赤红，涩是不通畅。

葛根、芦根、白茅根，它们既可以退热，也可以治疗脂肪肝、酒精肝。

你们不要认为曾老师只讲是非常好的退热三药，想不到三根还是降脂药，去浊阴药，使浊阴从小便出，此三根能够到达人身所有部位，然后再把浊阴从小便逐出。

葛根一进到身体，老师就暗想，藤蔓的各个经络它都能窜到，无处不达，然后白茅根，茅，它就是箭，尖尖的，会捅的，通人体生殖器，往下通。

葛根就是把藤蔓进到奇经八脉、十二经脉；茅根、芦根，就把十二经脉的浊阴，完全借助这通好的经脉，把它收到膀胱水腑，然后一鼓作气，就把它排出去。

通上彻下，软藤横行筋骨间，上下全部通开来，一通呢，然后再引下去，浊阴就排出来了。

重视藤类药、风药的使用，可以治疗感冒，治疗邪在腠理，可以达到善治者治皮毛的效果。

藤类药有十大作用。第一，治风湿；第二，缓解疲劳；第三，通经络；第四，通血管；第五，通肠胃；第六，止痛；第七，上达头目；第八，下达腰脚，无处不到；第九，接筋续脉。

《本草备要》讲，生葛根的汁，大寒，可以解温病大热，还可以止吐衄诸血。

所以高热的时候，记住，要用生葛根的汁。

不要看葛根是往上升的，对于吐血、衄血，用生的汁，它就能够往下降，退阳明之热极效。

《本草经疏》讲，葛根乃解散阳明温病热邪之要药。

有人说用了葛根效果不理想，那可能是剂量不够，还有用的是干品，不是鲜品，都很难达到疗热以寒药的效果。

再看临床运用，肩凝症，什么叫肩凝？就是肩部凝固了、捆绑了，又称五十肩、肩周炎，可表现为耸肩、肩紧。耸肩的人有两种，一种长期紧张、害怕，你看那猫一吓它，它肩立马耸了，跳起来了，害怕。还有另外一种呢，受凉了，你看秋冬天冷了，我们会耸肩，抱个热水袋呢，这个肩就松了。春暖花开的时候呢，这个枝条就松了。

所以我们只要春暖花开方，春暖花开方是什么？桂枝汤，再加葛根。

因为桂枝汤是让筋脉松柔的，葛根汤就专病专方，专治肩凝症、颈肩综合征。

所以只要会桂枝汤加葛根，治疗现在的疲劳综合征、肩凝症呢，绝对有效，效果好与不好，能不能持久，就看后期养生。

有一病人，肩痹痛，难耐几个月，经中西药治疗，都没有好，然后上肢抬不起来。

怎么办呢？用葛根汤加威灵仙、秦艽。

这里葛根用 120 克，白芍用 30 克，三剂就全部好了。

桂枝汤呢，就是入心，然后葛根通全身经络，威灵仙、秦艽就是后面打打下手除湿通络。

《浙江中医》杂志记载，有一男子，40 岁，脱肛两年，半个月以来呢，一拉肚子，肛门脱垂 1 ～ 2 cm，碰下去就痛，用补中益气汤托不上来，想到拉肚子后脱垂，必须用葛根，后来加葛根 60 克，好转。

你们记住，只要一个人拉肚子以后脱肛的，子宫脱垂的，补中益气汤加葛根 60 克，两剂好转，五剂痊愈，怎么拉大便，都不会脱肛了。

平时大便溏泻并脱肛的，就补中益气汤加葛根。

像这个美容养颜，减肥，还有丰胸，有人要减，有人却要丰，比如说丰胸奇方，胸部是什么所主？胸部肌肉组织偏多，肌肉属于什么？阳明经，所以我们要让阳明变大，要用哪味药？第一个最善让阳明变大的是葛根。

可是想让胸变大，但吃下去屁股变大怎么办？所以必须要找一味药，导到胸部去，让胸变大，哪味药？

王不留行，可以让所有药力带到胸部，所以桂枝汤加葛根、王不留行。桂枝汤让心脏血脉充盈，所以先要长肌肉，就先得长血脉，心主血脉，所以桂枝汤一下去，胸部的血脉就开始充盈了。

《南方医话》讲到，用葛根治疗外感风热头痛，项背强紧，肌肉酸痛，这些都可以获奇效。

但是治疗脾虚泄泻，葛根要土炒。

治疗颈椎病，或者温热病，用生葛根就好了，如果要健脾胃，就用这米汁同煎。

有一郭姓女子，33 岁，一直头痛不能转侧，头痛得不能转，脉象浮紧，

就是好像头被捆绑，像有人给头上加个枷锁，头重如裹，是湿邪盛；头痛如绑，
这是寒邪盛。要记住，头重如裹，湿邪盛，要升阳除湿；头重如绑，绑住了
动不了，要温阳。寒的枷锁是捆绑式的，湿的枷锁是让你沉重的。怎么最近
好沉重，除湿；最近觉得呢，好像被绑缚一样，动弹不得，温阳。有的时候，
觉得最近又沉重，又感觉被绑了，寒湿，怎么办？温阳跟除湿同时用，桂枝
汤加葛根，刚开始葛根用 15 克，稍好，一用到 30 克呢，大好，转动自如。
看到没有，效果由剂量决定。

又有一个小孩子，老是腹泻，一天十几次，大便黄臭，说明他肠胃有湿热，
清阳不升，用葛根芩连汤，葛根用 12 克，没好。

然后呢，又找到医生，医生一看，病重药轻，所以不效，让用 30 克，一下去，
腹泻就好了。

所以有的时候，这个方子不行，不要急着换方子，想着调整一下剂量跟
格局。

王秉岳老先生呢，他治鼻炎 20 年，这些经验，有效率达 88%，就慢性鼻
窦炎这些，鼻子老是堵住，呼吸不利，记住，就用桂枝汤加葛根 30 克，如果
病人鼻涕很黄很黏的，加鱼腥草，其他不用管了。

鼻涕清稀就加辛夷花，黏稠黄腻就加鱼腥草。

有一老妇，头顶烈日在干活，突然中暑晕倒，四肢无力，然后心中烦躁，
看到周围有这个新鲜的葛根，然后就地采新鲜的葛根，捣成汁后，对嘴喂，
慢慢就醒过来了，就好了，四个小时而已，第二天照样劳动，没事。

所以，老人家碰到大热的时候，就榨点葛根汁来吃，可以防中暑。所以
我就想，军训时，太需要了，酷暑训练很容易伤身体，不要紧，熬葛根水，
让大家喝一喝以防中暑。

每遇中暑病人，应该立即撤离高温湿热现场，置于阴凉通风处，像我们
所处桥下一样，阴凉通风处。

出现中暑先兆的，赶紧给新鲜葛根汁，频饮即愈；轻度中暑，可以用新

鲜葛根汁跟凉盐水，交替服用；重度中暑，头部需要冷敷，然后再用鲜葛根、鲜莲藕，跟绿豆粉末，一起搅出汁来，加点盐服用，三汁共服，共治疗中暑病人 63 例，皆迅速好转。

我们再看《得配本草》怎么配。

阳明头痛，葛根配葱白。

葛根配大葱，可以治疗阳明头痛，就是头痛呼吸不利的，葛根配大葱，如果前额痛，葛根、白芷、大葱。

葛根加山药、粟米，可以治疗热渴虚烦。最近老觉得好烦啊，喝水不解渴，就用葛根、粟米、山药。身体过度劳累，不想吃饭，但是又饿，又不想吃，这时只有粟米粥，山药粥，再加点葛根下去。

粟米、山药，可以补虚，葛根就是除烦退热，解肌放松。

葛根得升麻、柴胡，可以升阳，治疗脱陷症，比如子宫脱垂、胃脱垂、肛门脱垂，还有双下巴。

我一个卖水果的同学，他双下巴，问我怎么办？

焦三仙把他的赘肉化一化，赘肉一化掉，肉就会松。你吃焦三仙，肉会松就对了。但松了还要提，用补中益气汤，双下巴属于前面阳明经，加葛根 50 克，双下巴没了。

生葛根汁液是凉的，可以治疗鼻子出血。

所以葛根跟旱莲草的汁捣在一起，对于突然间鼻出血，喝半碗下去，立愈。

但慢性出血，要用归脾汤，要补脾。你不能说，老师讲的经验怎么没效，先分寒热虚实再说。

如果没有新鲜葛根，不要紧，就用滚水泡葛根冲服都有效。

如果脾虚泄泻，葛根配白术，两味药同炒，老是大便不成形，就吃七味白术散，一吃就成形了，大便塑形方啊！

葛根配桂枝，可以解颈部僵硬。

葛根配姜黄，可以治背部僵硬。

　　葛根配桑枝，可以降血压。

　　葛根配黄芩、黄连，可以治疗湿热下痢。

　　葛根配升麻，可以治疗疹出不畅。

泽 泻

 泽泻补阴而渗利。

泽泻可以利尿通淋，治疗小便短涩水肿。泽泻多生于湖泊水泽边，正所谓凉利之药生湿地，所以它利水功夫非凡。

《神农本草经》讲，茯苓利小便，猪苓利水道。

茯苓对于小便的通利作用强大，猪苓从头到脚的水都可以利，所以有抗癌之功效，包括卵巢囊肿、肝囊肿、乳腺囊肿，这些囊肿，猪苓也都可以化掉。

泽泻能够消水，能消除这些水停，包括脚肿。

有些人一吃水果，这手就起水泡，怎么办？早上用白粥来送服五苓散，吃几天就好了，之后吃水果就没问题了。

记住五苓散，五苓散中有桂枝、白术、茯苓、猪苓、泽泻。

桂枝走上，温暖制阳光消水；白术走中，培土消水；茯苓、泽泻、猪苓走下，利水开沟渠消水，三味药，从天地人，"海陆空"，三方面下去，让水饮无所遁形。

我曾经碰到一脚肿的病人，都肿到膝盖了，四处求医无门，找到余老师那里。

余老师一开方，就是升阳益胃汤的思路，在四君子汤的基础上，加羌活、升麻、柴胡、生姜之类，往上气化。

那病人一吃完后，瘀肿一天降 1 cm，吃了十多天以后，全部退下去。

这是什么道理？气化，升阳则除湿。

你看，一个地方，它如果老下雨，淫雨霏霏，阴风怒号，浊浪排空，这地方是湿的，会发现人都很沉重，黏腻。

一旦太阳出来很猛的时候，水湿就腾空，人在地上面走就很干爽，这个水还在这个世界，还在天地，但为什么人就变清爽了？因为它升阳了。

所以人不在于肥瘦，在于有没有精神，在于有没有升阳除湿，阳气足不足。

所以治疗沉重病、懒惰病、懈怠病，只有一条医理，就是升阳，升阳不一定是姜桂附的，也可以用点胡椒、高良姜打粉，拌在粥里喝，也可以用肉桂、花椒升阳除湿。

一般猪苓利三焦水，所以减肥用它。

茯苓利膀胱水，所以尿道炎用它。

泽泻利的是肾水，所以泌尿系结石，尿刺痛，淋证可以用它，遗精也可以用它。

《神农本草经》讲，泽泻主风寒湿痹，也可以治疗乳难，即乳房里头有积液。

昨天有一病人问我他这个乳房囊肿怎么办？

乳难（第四声）也叫乳难（第二声），不单是乳汁不通，就所有乳房的病，就是有病来为难乳房了，找泽泻。

一般人解乳难，就是这乳汁不出来叫乳难，那你泽泻只能治哺乳期的妇人，治疗范围就被缩窄了。

老师解这个药物跟歌赋，把你们的思维都扩张开来了，广度拓宽了，乳难就是乳腺增生，乳房囊肿，胁肋胀满，还有肝部囊肿之类，只要引起乳房不舒服，在为难乳房的这些病苦，都叫乳难，就是乳房陷入危难状态。

怎么办？不要紧，有泽泻，泽泻通过消水可以让乳房精气对流。

泽泻还能养五脏，益气力，肥健，最厉害的就是面生光，能行水上，能够让人面生光，所以泽泻可以美容。

脸上有暗斑的人，暗斑叫什么斑？肾斑，因为肾其色黑嘛，暗斑叫肾斑，所以六味地黄丸可以治暗斑，因为方中有泽泻。

令人能行水上，有哪些人在水上作业的？渔民，船员，撑竹竿载人过河的艄公，还有在海上种植这些水类的，贝壳类的，种养的，养殖的，总之就跟水打交道的，我们统统叫水客，就是在水上的客人，经常跟水打交道。

这些人有个特点，要喝酒，他不喝一口小酒，就老觉得凉凉的，关节痛痛的，因为水寒能伤阳气。

而泽泻呢，淡渗入腑通筋骨。

让筋骨的水湿之气利走，利走以后呢，关节灵活很舒坦，就敢蹚水而过了。

所以对水有畏惧，不敢碰水的人，服泽泻后能行水上，就是在水里面走来走去都不容易得关节痛。

还有，水代表阴成形，代表黏腻，能行水上代表灵活，就是说觉得走路十分笨重的，诸湿肿满，皆属于脾，湿伤于下，风伤于上，我们就用泽泻、白术，利水，一健脾利水，走路就步履轻健，脚都抬高了，叫能行水上。

《日华子本草》讲，泽泻能补女人血海，令人有子。

我觉得它不像枸杞子那样补，它应该就是像清塘泥一样。据说冬天，把塘水抽干，抓鱼的时候，得把那些泥浊带水，也泻出去，开大水，给泻干净，第二年养鱼就好多。

六味地黄丸里为什么有泽泻？因为泽泻可以把肾中浊水利走，再把吃的营养补进去，精囊就饱满、丰厚，精子的津液就足。

泽泻是这样令人有子的，降浊阴以助升清阳。

想要抓鱼，有些聪明的人他怎么抓？他在溪边挖坑，挖大坑深坑，等这水一过，涨潮的时候，再一退潮，那坑里有水，满坑都是鱼。

所以只要泻掉这些浊阴，腾出空间来，自动就会有鱼。人身体只要将下半身的脏水利掉，吃五谷杂粮，都生精的。

《药类法象》讲，泽泻除湿之圣药，治小便淋漓，去阴间汗。

阴囊潮湿，阴汗怎么办？

用马勃粉外敷，用泽泻内服。

因为泽泻内服可以去阴间汗，阴就是腋下、腹股沟等部位，老是出汗，吃点泽泻，皮肤的水，就可以被收到膀胱排走。

所以严重阴部出汗，阴囊潮湿，黄臭的这些尿水，用龙胆泻肝汤。

《主治秘诀》讲，泽泻其用有四。

一入肾经，所以利肾浊水，使肾能够升清阳。

二去旧水以养新水，就像鱼缸放掉旧水，再加进新水，所以让人有活力，所以脸上的暗斑就会消去，"旧水"就是暗斑，所以用四物汤加泽泻，祛脸上暗斑如神。

三利小便，尿里有结石，排尿涩痛的，用八正散，加重用泽泻。

四消水肿，腿脚肿，不要紧，黄芪配泽泻、益母草、川芎，就可以把水湿排出体外。

《景岳全书》讲，泽泻能够治疗白浊，即白带过多。

所以完带汤加泽泻，白带就减少了。

泽泻是除湿止渴的圣药，是通淋利水的仙丹，所以湿热证，要用泽泻，下面湿一利，上面口也不渴了。

张景岳用熟地的时候，往往用泽泻去辅助，使补而不腻。

《本草分经》讲，泽泻泻膀胱肾水，一切湿浊上冲引起头眩晕，用之无不愈。

《金匮要略》上讲，支饮苦冒眩，泽泻汤主之。

什么叫支饮？是指水饮停留于胸膈之间。

苦冒眩，苦于头晕目眩，即指头晕目眩特别明显。

有位小学老师，她头经常晕晕沉沉，开会都开不了。

然后就找到我，过来以后，白术、泽泻，都是 30 克、50 克的用，再加健脾利湿的茯苓。

才吃没几剂，就说这个眩晕大减，现在偶尔连开一两次会都没事了，以前是一次会都没法开的。

所以《本草分经》讲，泽泻主头眩，这种水饮上冲，舌苔水滑的，最有效果。

《本草蒙筌》讲，泽泻擅长泻腹水。

所以双下巴、富贵包、将军肚，都是脂肪底下埋伏了这些水。

双下巴的，我们就用半夏厚朴汤加泽泻。

富贵包的，我们就用葛根汤加泽泻，效果非常好。

将军肚的，我们就用朴姜半草人参汤加泽泻。

水桶腰的，都说瘦人怕没精神，肥人怕没屁股，就是屁股跟腰连成一片的，即水桶腰，我们就用肾着汤加泽泻。

为什么呢？一味泽泻能够去伏水，伏水就是水埋伏在身体里，像间谍一样，埋伏在那里不肯走，我们就把泽泻驶过去，就把水排走了。

但为什么有人多服用泽泻，眼睛会花，因为水利得太厉害了。

水往下走，所以我们服泽泻要记住要用一些明目的枸杞子啊，黄芪、熟地，将正气托一托。

所以不能光是放水，而没有源头活水，不然放久了会干的。

问渠那得清如许，为有源头活水来。

所以熟地、山药、山萸肉，这些都是源头活水，茯苓、泽泻、丹皮，就是去支流的浊水。

我们来看临床应用。

《千金方》记载，治湿热黄疸，周身面目俱黄，用茵陈、泽泻各1两，滑石3钱，水煎服，奇效。

茵陈能够清热，泽泻、滑石能够利水。

清热则炎症消，利水则湿气调，热消湿调则湿热黄疸去掉。

《本草纲目》有个三白散。

某人夏天中暑，小便又不利，头晕想要喝水，又喝不进，就用化水的三白散。

泽泻、白术、白茯苓，三个都是白的，各3钱，再放5片姜，灯心草10条，趁热服用。

服用下去呢，夏天这个水喝不进的，就喝得进了。

所以有些办公室一族，身体缺水，水又喝不进，因为脾不健运，三焦不能运转，肾不能往下利，所以我们可以用泽泻，令肾往下利，白术令脾中焦能够健运。脾就是湿的主人，脾一旦旺起来，湿就得听话，叫你往哪走你就得往哪走。然后再加茯苓，茯苓能通利三焦水。

这三味药呢，可以让人饮水能力加强。

如果最近身体差，水又喝不进，又很想喝，可以试着用三白饮，白术、茯苓、泽泻，也叫化水神丹、三白散，可以打成粉喝。

重用泽泻治肥胖，这是朱良春朱老的经验。

有一病人180斤左右，是单纯性肥胖，朱老就拟了一个降脂减肥汤，效果非常好。

它是以黄芪、苍术、淫羊藿，来振奋阳气。黄芪大补肺气，苍术补正脾气，淫羊藿补肾气，三面的气一升上来，就像热气球，载着人往上升，人就轻松了。

就是把往上升的力量加强，然后再把热气球周围的那些沙袋泻掉，泽泻把水泻掉，薏仁把湿卸掉，冬瓜皮跟冬瓜子把下半身的水浊给泻掉，荷叶、决明子配合山楂、枳壳把肠胃里的脏垢泻掉，半夏把胸中的痰浊泻掉，丹参把血管的瘀血泻掉，将所有的浊气放下去，再借助黄芪、苍术、淫羊藿，将清阳升起来。

人为什么会沉重？因为三阴三阳全部是湿气，所以我们用什么？用刚才老师讲的减肥消脂汤这些药。

要把后背的湿气泻掉，走膀胱经，我就一想，用泽泻，茯苓。

要把前面尿道的湿气泻掉，我想到，用薏仁。

要把肠胃里的浊气泻掉，那就山楂、荷叶、决明子，可以利肠，利肝中的脂肪瘤。

要把胸中的痰泻掉，我就要用枳壳，还有二陈汤里治痰神药，燥湿化痰的半夏，半夏就是把腹跟咽喉的中间一半的这些痰泻掉，所以叫半夏，有些人肥得这个胸都是赘肉，用半夏，中间的赘肉给你下了。

朱良春朱老还讲，此方如果做成丸剂，效果非同凡响。

泽泻用于减肥，要记住它的剂量，一般都要在30克左右。

这个汤方呢，不单对单纯性肥胖有效，对于高胆固醇血症、脂肪肝、糖尿病、原发性高血压，都是非常有效的。

刘渡舟刘老有一个治疗眩晕的医案。

湖北一位朱姓的男子，50岁，退休在家，他是因病早退，治来治去，眩晕都不好，整日昏昏沉沉，如坠云里雾里，且两眼懒睁，人家让他坐起来，他说他眼睛都懒得睁开。

都懒到这种程度，他双手又发颤，不能握笔写字，颇以为苦，观其舌苔白滑而腻，脉弦而软，这是水饮停胸，心阳被遏不能上头，所以头晕目眩。

开这个泽泻饮，泽泻24克，白术12克，两味药，服完第一剂，没任何反应，大家都觉得就两味药，早想到它没有效果了。那病人也问剩下一两剂怎么办？不吃白不吃，不要丢了，既然看了医生。第二剂一喝下去，碗刚放下没多久，病人就觉得背后出汗，周身清爽，手擦汗有一种黏腻感，突然间如释重负，头目明亮，居然从床上起来没事，又多服两剂，全好。

所以你看，经方大家刘渡舟刘老，用白术、泽泻两味药，治疗头晕目眩，刚开始病人吃一剂药，说早知道没效了，才两味药，怎么可能治好。谁知第二剂一下去，就好了，这么厉害。

单味泽泻治眩晕。

《河北中医》杂志记载，李某，男，74岁，阵发性眩晕三个月，每隔几天就发一次，发作的时候，天旋地转，如坐舟车，不能站立，恶心呕吐，需闭目静卧一小时，不能动，方可减轻。

发作以后，头蒙如裹，走路时头重脚轻，吃饭时胸闷、纳呆，没食欲。

耳朵听力也在下降，然后，医家就想到，可能无痰不作眩，痰水又同源，水为痰之母，痰乃水之子。

肥人自然就多痰，瘦人自然就多火，这个道理要明白，所以我们不治痰，不用半夏，我们就用泽泻，半夏只治痰，泽泻治痰之母——水饮。

泽泻一味，每日用 20 克，煎水服用。

谁知服五天，眩晕全消失，白腻苔化掉，饮食正常，服到十天，头脑清爽，步履轻快，在田间劳动，一年后随访，病情再无反复。

李时珍讲，泽泻有治头眩，聪耳明目之功。

这个梅尼埃病，用白术、泽泻效果非常好。

但是对于眩晕水饮攻头的，泽泻量要大。

《得配本草》讲，白术配泽泻治疗水饮停胸，上冲颅脑。

泽泻如果配盐水来炒，可以滋阴利水。

泽泻配酒炒，可以健脾祛风湿，因为酒能祛风，能行气血。

泽泻配茯苓可以减肥。

泽泻配枸杞子，可以明目。

泽泻配车前子，可以治疗尿道炎。

泽泻配龙胆草，可以治疗湿热黄带，所以有个易黄汤，不要只觉得有完带汤能治白带病，还有治黄带的易黄汤。

泽泻配熟地，变成六味地黄丸，可以治疗小儿发育不良，五迟五缓五弱，五脏都虚弱迟缓，发育不良，还可以治疗遗精、潮热盗汗。

麻　黄

🦋 麻黄散表邪之汗。

麻黄有三大功效：发汗解表、宣肺平喘、利水消肿。

发汗解表，可以治疗伤寒表实证，就是感冒以后汗都出不来，麻黄汤一服下去，就发汗了。

宣肺平喘，可以治疗喘咳，麻黄常跟杏仁配，麻黄升散，杏仁肃降，一升一降，大气一转，咳喘乃散。

利水消肿，可以利尿。麻黄是水之上源，宣肺提壶揭盖，下面尿就排出来了。

麻黄，号称发表散邪第一要药，发汗之力极强，经方麻黄汤，乃发汗解表第一方。

麻黄要小心慎用，用量大的时候，因为汗为心之液。汗出多了人会心慌心悸，汗出多了容易气随津脱，发生心慌心悸。

《神农本草经》讲，麻黄可以止伤寒头痛，咳逆上气，这些都是它的常规作用。此外，还有破癥坚积聚的作用。

癥坚积聚是什么？肿瘤、包块、囊肿、脂肪瘤，它为什么能破这些？麻黄，能开宣肺气，可以解郁，肺朝百脉，它能让百脉的舒缩功能变强大。这些癥坚积聚无一不是气郁气滞的产物，初病在气，久病在血，气行则血行，气滞则血停。麻黄通过发散气机，令血液流畅，而达到解郁的效果。

所以麻黄是通过调气，来达到气为血之帅的作用，使这些血瘀得到化散，癥坚积聚得到消软。

老师治疗一例肺气肿的病人，他在上陂头村，拍 X 线片见右肺有一个鸡蛋黄大小的包块，还在变大。医生怀疑是肿瘤。

他马上三天吃不下饭，来找到我。我说这是一个痰饮，是癥坚积聚，就开小青龙汤，因为他晚上咳的是清稀痰饮。

十剂药吃完了，再拍 X 线片，这个阴影就没了。

人身体有痰饮内停用小青龙汤，有姜辛味，温散寒饮；有麻黄，汗出一身轻，解郁妙在宣肺。

大气一转，水饮乃散。

《名医别录》讲，麻黄止好唾。

一个人喜欢吐唾沫，口水老涌上来，口水就是饮，饮的话，靠什么来治？靠龙，麻黄就是青龙，行云布雨的，麻黄能通腠理表皮，所以有一个治疗荨麻疹特效的方子，麻黄连翘赤小豆汤，皮肤发黄也好，瘙痒起血痕也好，麻黄连翘赤小豆汤可通腠理。

《主治秘诀》讲，麻黄其用有四。

第一，去寒邪。伤寒可以用麻黄。

第二，可以调肺。诸气膹郁，皆属于肺。麻黄汤可以做感冒药用，也可以做解郁药用，有些人最近非常郁闷的，让他吃点辛温发散的感冒药，他身体出汗以后，老是走不出阴影的，一下就走出来了。

所以麻黄可以治疗抑郁。如果心总是放松不了，好像阴霾一样，用麻黄。

有一个郁闷的人，他服逍遥散没有效果，医生只给他加了一味麻黄，他说不郁闷了，鼻子都出汗了。

这是什么道理？前面吃那么多剂都没效，加了麻黄就管用。

麻黄解郁，妙在宣肺。诸气膹郁，皆属于肺。

所以不要认为疏肝解郁就能治疗抑郁症，还要宣肺。所以为何逍遥散里有薄荷、生姜宣肺，还要再加上麻黄？因为加麻黄可使宣肺的力量加大。所以我们讲麻黄逍遥散对于治郁闷后，又总咳嗽的，效果好得不得了。

第三，发散风邪，风伤于腠理。如果总是流清鼻涕、怕冷，那么可以用麻黄把它赶出去。

第四，去皮肤寒湿。淋雨、冒水、淌水后，身体沉重的，可用麻黄，一汗乃散。

《本草纲目》记载，麻黄乃治肺经专药。

张仲景治伤寒，无汗用麻黄，有汗用桂枝。

《本经疏证》记载，栽麻黄之地，冬不积雪，就这个地方种一棵麻黄，周围都下雪了，唯独它身边，雪是融化开来的。其阳气能通达于地面地下，不为寒邪所凝固。

所以有些人冻僵了，也可以服用一点麻黄汤。

万物受寒则僵，得温则软。

麻黄乃解冻第一药，所以我们用麻黄汤让身体解冻。之后再用桂枝汤让身体温暖。

深圳一家按摩馆有一位医生，受凉以后睡凉席，第二天起来腰僵硬，动不了，自己开了一剂麻黄汤一吃就好了。

麻黄汤古籍没有说它治疗腰痛，它为什么可以治疗这个？麻黄归膀胱经，腰背属膀胱经。所以膀胱经上的整个腰背都因受冻"捆绑"住了以后，出现腰背板结，可以用麻黄汤。

《景岳全书》记载，麻黄、柴胡都是散邪的要药，麻黄一般散更深层次的阴邪积滞，柴胡散表浅的阳邪。麻黄宣散的力量比较深，在风药里它比较"凶悍"，所以它的"拳"打得比较重。

《神农本草经百种录》记载，麻黄清阳上达，无气无味，乃气味中最清者，善透出皮肤毛孔，又能深入筋骨气血，凡药力所不到之处，此物能无微不至。

所以麻黄发汗解表，是可以从骨头里头，一层层打到筋打到脉打到肉打到皮的。

有些人肌肉长不好，烂肉久了变白的，我们就用八珍汤加点麻黄，加点这个风药，让气血从里到外长。还有跌打损伤，假如骨折损伤了，可以用桃红四物汤，但是你要加点羌活、麻黄、荆芥之类的风药，为什么？防止风邪钻进骨头，成为这个骨头风，我们从骨头里将那些浊气往外发，浊气一旦一发，叫推陈，推陈了新肉接着就生新了。

有一老中医，专门治疗骨伤，他说他有秘笈，就是一定要用风药，用活血化瘀药，没有风药，就像画龙没点睛，一定要用点风药，风可以止痛，可以防止破伤风，可以防止伤口发炎，可以让血肉从里往外长。

接下来看临床应用。

麻黄用量轻，它可以发表皮之汗，治疗感冒风寒。用量重，可以发筋骨之汗，治疗风湿顽痹。

有一年过半百的男子，下半身痿软，不能站起来走路，拿拐杖勉强可以走几步。

阴雨天的时候，根本走不了，有两年了，这个医生就用一派常规的桂枝汤、四物汤之类的思路，加牛膝引腰到脚之类，其他药都很平常，特别加麻黄50克，谁看了都吓一跳，麻黄10克、8克，就可以发汗，让人心慌气促，他居然敢用50克，每日一剂。

服药十剂后，病人不用拐杖可以走路了，随访1年，阴雨天疼痛全无，且重新开始工作。

但是需要特别注意，我国药典规定麻黄使用不可以超过10克。

《金匮要略》讲，麻黄可以治疗风湿相搏，一身尽痛。

为什么重剂量用麻黄50克后，还要加熟地10～20克？麻黄得熟地则通经络，而无发表暴汗之功，熟地性质黏腻，它可以将麻黄的发汗之力带到骨头去，然后将骨头的寒湿发出来，又不会发得太厉害，像马一样，上了缰绳和铁蹄，不会成为野马乱跑。

所以你要用麻黄 20 ～ 30 克，必须加 10 克的熟地，使麻黄发表之功收为活血通络之效，使这个大汗之弊，变为微汗祛风除湿之利。

所以治风湿有一条秘诀，张仲景讲的，但使身体微汗，勿令淋漓，病必不除。如果淋漓，那病就除不了。

《黄帝内经》讲，治疗风寒湿要微动四肢温衣。

那就练太极拳。《黄帝内经》已经开始记载太极拳的心法了，微动四肢温衣，对中老年人、体虚的人，运动效果最好的就是觉得衣服温温暖暖的，又不会大汗暴汗。

我们用药要用到这个效果，吃了药浑身皮肤温温热热，又不会暴汗，处于阳化气，又不会大汗亡阳，你就能调到这个药非常完美的效果。

重症肌无力，在中医属于痿证范畴。

《长江医话》记载，有一位女老师，30 岁，吞咽麻痹，眼皮下垂，眼睛睁不开，每顿饭前都要注射西药，才能够张嘴咀嚼，她想停掉西药却停不掉。

中医就用四君子汤、四物汤加黄芪、肉桂、附子、仙茅、淫羊藿，这不就是十全大补汤吗？

发现疗效不理想，后来索性方中加麻黄一味 15 克，病情大为好转，最后不用注射西药，都能张嘴嚼饭吞咽，眼睛往上瞪，然后医生就想，这是什么道理？怎么肌肉没有力量了，最后用那些补益气血的药，看不到效果，加了麻黄，效果就出来了。

人体哪个脏腑是最娇弱的？肺脏是最娇弱的。你看重症肌无力，先出现的一定是眼睑下垂疲劳，嘴巴下垂，吞东西都吞不下，最后呼吸困难。

重症肌无力，最后最危险的是呼吸麻痹，病人不能呼吸了，可导致窒息而死。

所以大家就知道了，要调呼吸，调呼吸是什么？调肺，用麻黄，麻黄能够让肺叶开合膨胀饱满，像这个打气筒一样，那人就可以呼吸了。

刚才用了八珍汤已经调了阳明了，补了气血，还补太阴。四物汤补太阴，四君子汤补阳明，阳明太阴都补了，还有黄芪、肉桂、附子、淫羊藿，统统大补肝肾，唯独没有开肺。

我跟你们讲，麻黄吃了，呼吸会变得深沉，呼吸量会变大。

想不到，画龙点睛在此一举，它里面没有特别讲，肺热叶焦，这个肺停止工作了，人就会痿弱，人体肺属于上，这个心肺有病，鼻为之不利。

上半身疾病，如面瘫，面上没感觉，面具脸，麻木脸，脸上暗斑，你都可以加 5～15 克的麻黄，可恢复面部神经末梢的通畅跟敏锐。

颜面神经麻痹，中医叫风动经络，多以牵正散佐以针灸，有一定疗效，但疗效缓慢。

看这个案例。何某，面瘫后，用牵正散，佐以针灸，一周没好过来。怎么办？

遂加入麻黄、葛根，服三剂，颜面自动牵正，自此以后，医生碰到面神经麻痹、瘫痪的时候，在牵正散基础上加麻黄，疗效明显提高。

5～10 克都好，这一味药起到扭转乾坤之效，还可以治疗中风偏瘫、多发性神经根炎症后遗症。

一个偏瘫病人，腿脚不利，用补阳还五汤，发现效果太缓慢了，加了麻黄进去，登时就看到效果了，这腿脚蹬力各方面都上来了。

肺朝百脉，麻黄能够让百脉喷涌有力。本来病人偏瘫，腿一动都很困难，吃了麻黄以后腿像青蛙腿一样蹬出去，踢的床砰咚响，这个就是麻黄的功效。

发现小孩常规的遗尿，用缩泉丸，效果往往比较慢，加进麻黄，效果会更快，为什么？

因为遗尿，就是尿在膀胱往下漏，麻黄一下子就把这尿水发到体表，阳化气。

所以冬天尿水总是很多，夏天出汗的时候，尿就少了，为什么呢？因为阳化气，水气都化上来了。所以说人处于出汗微汗状态，尿就会少。

那么我用点麻黄去造一个微汗的场，在缩泉丸里，加 5 克麻黄，就觉得皮肤热热的，发现膀胱就不冷了，那晚上就不用起来了。

所以你们要记住，肾气丸里，加 3 ～ 5 克麻黄下去，夜尿由五次变三次，三次变两次，两次变一次，一次的就没有了。

麻黄能助阳化气，它能气化膀胱经，膀胱经一气化以后，那膀胱的负担就减轻了，压力就降低了，它怎么会有尿液出来，怎么会漏下去。

用麻黄治子宫脱垂的来历。

四川有一位医师，用加味乌头汤治疗风湿痹症。一老年女性，常年子宫脱垂，Ⅲ度脱垂太厉害了。

她觉得自己已年老，反正没希望了，就不治这个了，去找医生，治这个关节痛了。

然后就用加味乌头汤，里面有麻黄 24 克。

结果一吃，关节痛好转，子宫脱垂好了，怎么跳，怎么蹦跶，怎么劳累，子宫都不往下掉。

然后医生就想到，这个误打误撞，居然撞出了这个经验，像实验做多了，它就有这个成果。

他就在当地推广，治疗近百例Ⅱ～Ⅲ度子宫脱垂的病人。

不用麻黄，加味乌头汤几乎治不好；麻黄少量地用，效果很慢；麻黄一用到 24 克，子宫脱垂立马往上收，无一例不治愈。

这个经验太宝贵了，将来你们可以看，普通的子宫脱垂Ⅰ～Ⅱ度我们用补中益气汤加点枳壳，或者一点麻黄，Ⅲ度的话要用加味乌头汤，加麻黄。

再看，有一男子得了湿热病，头重如裹，就是头重得像东西裹着，胸又闷，纳呆，吃不进东西，舌体胖大，医生用藿朴夏苓汤，这是治疗湿热最好的一个方子，有藿香除湿，厚朴降气，半夏化痰，茯苓利湿。

藿朴夏苓汤，已经代表了治湿四大法。

治湿四大法，全部具足，发现湿还不除，咋办？在原方加麻黄 6 克，水煎服，用药两剂，诸症若失，心不再烦，气不再燥，头不再如裹。

这个头重如裹的，用麻黄。汗出一身轻嘛，所以治湿你都想到，又利湿，又燥湿，又芳香去化湿，又降逆除湿，发现这些方法都用遍了，没想到还有一招，发汗，最上等的。

我们再看，有一位李姓老人，眼睛被东西蒙蔽了，诊断为白内障，去过几家医院，医治无效，眼睛越来越浑浊，畏寒肢冷，这是因为年老体内的阳气不够啊。

然后，找到一位医生，医生说，你眼睛都是浑浊的，像白内障，有些翳膜，必须要脱落，要发出来，给他用四味大发散汤。你们可以记住，有四味大发散，跟八味大发散，专门治外障眼病，专门发眼睛这些翳膜的，再加点当归、赤芍、蝉蜕、木贼草退翳，再加麻黄 6～9 克，发现三剂下去呢，平平；麻黄再加到 15 克，再三剂呢，又平平，只是觉得眼睛稍微舒服一点；这时，效不更方，麻黄加到 24 克，服两剂，病人觉得头是有点晕，发汗，有点难受，但奇怪，眼睛这些浊阴全部退掉，视物恢复正常。

所以有身体的排病反应，也有好转的现象，最后麻黄用到 24 克，所以这个麻黄递增，可以治疗寒翳蒙睛。

我们再看，麻黄居然有通便效果。我们知道，麻黄连翘赤小豆吃了以后呢，这个尿黄浊都会变清，通利小便，开肺盖。

可这个麻黄呢，还能治疗便秘。

董某，80 岁，十年来大便秘结，每次用开塞露之类的药才能缓解，又服用多种中西药，服到食欲减退，没有力量，看到药就想呕吐。

医生说他属于老年人，这个病呢，肯定是虚证，给他重用白术 20 克，甘草 5 克，杏仁 15 克，再加麻黄 25 克。每日一剂，服三剂大便通畅，每次出现这个便秘，只服一剂就好，就可以维持好久都不便秘。

这样用的话，发现每次奏效，长期用于临床治老年人体虚便秘，未见一例汗出不止，这是实践经验。

但要麻黄配杏仁，如果不加杏仁，就会发汗太过。

你看麻黄 25 克彪悍多厉害，杏仁要加 15 克，才能防止麻黄发汗太过，如果没有杏仁，吃下去，发汗可能导致心慌心悸。

它另有甘草5克在守，还有白术，所以这是三拗汤加白术，三拗汤是什么？麻黄、杏仁、甘草，它的功效是什么？三拗汤就是通调肺的。

大气一转，病邪乃散。

胸跟腑相什么？相表里，胸它是什么？胸在上，清阳所在，清阳一上升，浊阴就下降。

这个三拗汤是治疗咳喘之方，也可以化为治便秘良方，只是加生白术20克而已。

看到没有，这中医之妙，中医是整体的，肺与大肠相表里，大肠堵了，我开三拗汤，便秘、咳喘一起好。

看麻黄配伍。

《得配本草》讲，麻黄配肉桂，可以治疗风寒湿冷痹。

麻黄配半夏，可以治疗痰饮在心下聚。

麻黄配射干，可以治疗肺痿肺气上逆。

麻黄配大黄、甘草，可以治疗寒包火。

寒气外包，火气不通，麻黄配大黄、甘草，治疗牙火痛。

麻黄配射干、板蓝根，治疗寒包火咽喉痛。

什么叫寒包火？吃了煎炸烧烤，再喝冰冻饮料，然后咽喉就红肿发热，牙齿就痛，怎么老喝这个凉茶，它又不好，你就一定要麻黄加凉茶，叫麻黄凉茶汤。

寒包火先要将表层的寒气破开来，再将里层的火清下去。

麻黄、大黄、甘草，再加点薄荷，各5～10克，抓来一包正常吃，一次牙痛就好了，就已经病去七成了，另外三成你不用管，只要多休息，自动就好了。

如果咳喘，麻黄要配杏仁，就是三拗汤。

如果痰饮多，麻黄要配干姜、细辛、五味子，治疗外寒内饮。

　　这就是非常厉害的麻黄,那真是常人畏之如虎的,怕它汗出伤身体,但我们就懂得用杏仁去克制它升得太快,用熟地去锁住它发得太厉害。

　　麻黄配杏仁,就可以治疗便秘;配熟地,就可以治疗风湿痹。

官 桂

 官桂治冷气之侵。

几乎所有心脏病的病人，都是冷气所伤，因为心是火热之脏，火怕冷，怕寒，所以寒水射心，是心脏病最后的一个证型，你看老年人心脏病，所有到最后，没有不是手脚凉手脚肿的，嘴唇乌暗的。

真心痛、胸痹等心脏疾病到最后都是这个归宿。

老师今天要跟你们讲"冷气"两个字。

有一病人，夜咳不止，夜咳肺寒，肺是金，金为什么会寒？火冷金寒。

你看你的锅灶都凉了，下面没烧火。

所以早上用肉桂粉拌白粥，才吃了七天左右，晚上咳嗽就没了，完全好了。

这个你可以去验证，只要晚上老是咳嗽病根掉不了的，长年累月，又怕冷的，就是将肉桂打成粉，拌在粥里，早上喝上一碗热腾腾的肉桂粥，可以治疗火冷金寒，久咳不愈。

还有一病人，夏天是热的，但是他居然老流清鼻涕，我就想，鼻子乃是人体的卫表金钟罩，卫外的，你看它是管出入的，它像海关和边疆，边疆都出问题了，找谁？找足太阳膀胱经，足太阳膀胱经主表，肺也主皮毛。

我说："你是不是睡着凉席，吹着空调？"

他说："对。"

我说："把你凉席垫一层薄被，把空调调到定时，入睡后就关掉。"

还让他早上用肉桂拌粥，搞得红红的，叫红红火火粥，吃了三天，半个多月流鼻涕就好了。之前鼻涕用纸塞都止不住的一直流，三天肉桂粥而已，就好了。

你们将来可以试试，只要流清鼻涕的，在粥里加一撮肉桂，但是要注意，它这个是冷气之侵，一个是背后的凉席，冻了足太阳膀胱经，使阳不能气化；一个是房间的空调冻住了手太阴肺经，使鼻子不能宣发。一不能宣发，二不能气化，鼻涕就不停地流。

我一用肉桂暖心，暖膀胱经，小太阳就升起来了。

太阳一升起来，旭日东升，火暖金温，火冷金寒。

它在霜雪里，我就给它送炭。它在酷暑里，我就给它送水。

就是说你受凉了，受冻了，我就给你送暖的，送热的，送温的，所以官桂治冷气之侵。

这冷气侵犯你了，可以是空调冷气，也可以是凉席的冷气。

再给你们讲一个病例，有一位老奶奶，老流口水。我不去她家里，我真的找不到原因，我一去她家里，看到她的桌上，全部是水果。

我说："你买这些干什么？"

她说："一天一苹果，疾病远离我啊！"

哎呀，讲得还挺不错，我说："这个身体是需要营养，但是冷冰冰的营养，你炼化不了的，你要看身体，你手脚暖洋洋的，腿脚很有力的，你吃水果，那是助你的。你如果手脚冷冰冰的，胃寒的，大便烂的，吃水果是害你的，吃凉果。或者你真的要吃，就吃一两口，你身体能化它，不要吃太多。"

她一听，"真的这样吗？"

我说："要么我们做一个试验，你早上用肉桂拌粥服用，肉桂在药店可以买，然后你把水果停掉一周看看。"

结果老奶奶一口口水都没有再流过，因此信得五体投地，要不然的话莫名其妙口水就涌上来，出门在外，不是带纸巾，就是带手帕，现在不用带了。

你知道外面的风寒湿会侵袭你，可你的言行举止如吃凉果、睡竹席，也是冷气之侵。

再讲一个，一个17岁的孩子，老是头痛，读中学，你看老师怎么发现原因。这小家伙留了一头长发，男的留长发，经常头痛，问我怎么办？

我看他眉头紧皱，眉头皱，你看，悬针纹的人，几乎都是真寒假热，一动就皱，是受冷，受寒了。

你看这个馒头，一入冰箱，一旦冷下来，没有热量，就皱巴巴，一吸热量就饱满，哪有什么纹路啊。

他肯定是受寒了，究竟是哪个部位受寒，你要找原因啊。

我认为是在头发，在头上。

我就问他："你晚上几点睡觉？"

他说："十一点。"

"几点洗澡？"

"十点半左右。"

我说："你头发是不是还有点湿就睡觉了？"

他说："嗯，没管它。"

我说："找到原因了。"

头发带湿，就卧躺下，寒湿在头，这个头痛会带一辈子的，严重的话，头里还要长包块肿瘤的。

我说："随便找些生姜、肉桂，然后晚上不用拌粥，因为你在学校，不一定有这时间，热水冲服就好。"

服了三天就没有再痛过了。

我再讲一例，新河村的一位大婶，肩关节痛，痛了三年，遍访名医不效，到广州都做了X线片，好好停停，开车到山里找到我。

大家看我怎么找病根，挖病根。

我切她的脉，寸脉跳得很快，心浮气躁之人。心浮气躁之人晚上睡觉不会盖被子，尤其是不会盖肩膀，她不喜欢东西蒙住胸口。

我说："你是不是半夜凉的时候，没有盖肩膀？"

她说："从来都没有盖过。"

我说："对于心阳不足的，桂枝汤里面要加点肉桂，你现在服桂枝汤跟肉桂，双桂会，再配合玉屏风散跟痛痒三药，十二味药左右，再拿薄被盖这个肩膀，一个月后就好了。"

因为她是肩膀痛，我就想到她肩膀受寒，头痛我就想到头发是不是没干就睡觉，或者睡在穿堂风上面，所以病在哪里，你就要想到有什么问题使她那个部位受寒。

因为古人讲，凡阳气所到之处，断无生病之理。

大凡这个阳气呢，能够温养那个部位，就不会生病。

冷气，有外在的风冷，也有凉水凉果的冷气。

我还没有讲拉肚子、胃痛这些案例，太多了，俯拾皆是。

到山里，那个孩子一喝凉水，肚子痛得不得了，肉桂粉，一勺，热水冲服，放几个屁，好了。

像老是去游泳，得了腰痛，那太简单了，肾着汤，再加肉桂，肉桂能启动命门之火，屡用屡效。

肉桂，《神农本草经》列为上品，是肉桂树接近根部干燥的树皮，香料店里有，一卷一卷的，长长的，气味非常雄厚，可以用做香料，它气味俱厚，由于它是接近根部的皮，所以它往下降，往下走，所以肉桂跟桂枝不同，枝是上面的，可以暖心阳；肉桂是下面的，可以暖肾阳，启动命门之火。

桂枝是靠近枝顶的好，它走心；肉桂是靠近根部的好，能够走脾肾，往下走。

肉桂一般分为民桂跟官桂。

官桂，也叫油桂，润泽，色彩非常纯正，在古代是官人进贡品。

民桂，质地普通粗糙，是拿来做调料、香料的。

肉桂有三大作用。

第一补火助阳，所以腰冷，就直接服肉桂粉。

第二散寒止痛，所以关节痛，可以用肉桂。

第三温通经脉，所以寒凝痛经，可以用肉桂。

心无水则枯火上炎，肾无火则寒水下凝。

这个命门，它没有这个火，寒水会下凝，这个怎么办？肉桂就可化开下面寒水下凝。

我们看，王清任治疗小腹受凉的一切病，用少腹逐瘀汤，小腹的瘀血可以被它逐掉。

他用到三味药：小茴香、肉桂、干姜。

小茴香入到小腹，肉桂又往下走，干姜又可以暖子宫，暖大腹。

这三味药，号称暖宫三宝，就是暖宫宝。

所以老师一讲，凡是寒凝痛经，子宫有瘀血的，就用暖宫三宝，你们就开这三味药，能温通经脉。

古籍记载，肉桂有引火归元之功，专补命门火，乃下焦虚冷要药。

老年人两脚冰凉，用六味地黄丸加肉桂。为什么那些下焦虚冷的，尿频，两脚发冷发抖，抬不起来，用金匮肾气丸，就是六味地黄丸加附子、肉桂，这叫专门暖下焦，乃至下元虚冷之要药。

若人向老，下元先亏。

就说一个人呢，怎么看他是慢慢走向衰老凋亡，看他下半身，下半身走路拖泥带水，沉重发冷，或者走路会抖，说明下元给亏了，赶紧用金匮肾气丸。

那天我看到一个工人，他的腿老是抖，我问他晚上夜尿是不是好多？他说是。

于是，我就让他去买金匮肾气丸，买回来吃吃看。

他吃完后见到我就打招呼，就很高兴，为什么呢？他说吃完以后夜尿不多了，腿也不抖了。

下元亏腿就抖了，这是叶天士的经验，肾主腰脚。

肉桂香味极足，香能醒脾，故肉桂发散温通之时，还可以固守中土，相对于附子、细辛而言，肉桂是完全走散的，你看肉桂喝起来，很温和，它这种温是敛的，像君子温润如玉一样，很温暖但是又不暴躁。

附子、细辛就偏暴躁一点，反正你寒气伤我，我就把你踢出体外去，非常暴躁。这肉桂呢，你寒气伤我呢，我慢慢跟你握手言和，慢慢把寒气变成阳气，慢慢暖，所以服附子、细辛，会有强大排病反应，服肉桂一般不会，它暖洋洋的，慢慢帮你化掉。

有一大便溏泻的病人，肚子一痛，就去拉肚子。

我说他是受冷了，得用桂附理中丸，桂就是肉桂，附就是附子，桂附地黄丸是暖腰肾的，治疗尿频脚冷，而桂附理中丸是暖大腹的，治疗消化道受寒，釜底无火。

一盒没吃完，大便就成形了，恢复了，小肚子也不冷了。

《神农本草经》记载，肉桂能补中益气。

所以你开补中益气汤，发现这个人还心慌气短，加肉桂。

肉桂主上气咳逆，你看肺气肿到后面，走路老是气喘吁吁，为什么呢？气不能纳下去，早上吃点肉桂粥，你再叫他走路，那气就上来了，不然老是气上不来。

《神农本草经》讲，肉桂主吸吐。

有一位老人家，上了呼吸机，她家人找到我让我去看看，这时老师就不能开药了，我不能干涉别人的医疗。那这样吧，我们来弄一点这个香料来，平时拌粥喝。

胡椒、花椒、肉桂，打粉。早上呢，不论是吃面条，吃青菜，还是吃这个粥，都搞一调羹，拌在上面吃。

为什么我没放姜？因为老年人散得厉害了，我需要归敛一点的，胡椒、花椒呢，它是圆的，它是子，诸子皆降，姜是散的，我怕散太厉害了，她气都上不来了，我就用这降的，收一收，就是让吸气吸深一点。

你看她怎么恢复过来的，吃了一天胃口就增大了，以前是送饭给她，她爱吃不吃，现在她自动索食，什么叫索食？纳呆就是进食食物呆板，包括呼吸纳进来都觉得讨厌，她现在转为主动索食，从被动地应付，改为主动的积极，就是好转的现象。

她家人问："这是好现象吗？"

我说："当然好了，胃口来了嘛，胃气来复，但是你不要给她吃多吃撑，吃七分饱，七分饱她不够啊，我们慢慢给她增。"

现在呢，走路上下没问题了，呼吸机摘掉了，不用吸氧了。

肉桂、胡椒、花椒，三个都是能暖下元的，它们温而能守，所以它们是这个福将。

而附子、细辛、生姜，温而散，它们是悍将，当真的打仗，你突然间受大寒，你要用悍将，就不能跟它慢吞吞了。

但是如果长期慢性病，你要用福将，慢慢来养。

所以你看同样是扶阳派，有人一用扶阳呢，反而助火添油，没有把寒气散掉，用偏了。

因为扶阳不单是姜桂附，还有这个胡椒、花椒跟肉桂，姜桂附是走一派纯阳往外散的。肉椒花呢，走真阳温阳，老师更喜欢这种少火生气的，生气不是发怒的生气，是生生不息之气。

这个壮火食气，老师会少用一点。

《名医别录》讲，肉桂能够坚骨节。

老师治疗一个小孩软脚病，那小孩子3岁了，脚走着走着蹬一下就软下去。

不要紧，补中益气汤送服肉桂粉，还可以肉桂粉拌成汤水，送服补中益气丸，吃了一个多月，走路再没有蹬一下软下去了。

当时不知道什么道理？现在看了古籍《名医别录》知道了，坚筋骨，坚骨节，让骨节变得坚固。

《名医别录》讲，肉桂可以通血脉。

为什么有心脏病病人用丹参还心慌，丹参它是凉的啊，要配肉桂啊，所以心脏病，只要嘴唇乌暗的，光用丹参活血还不行，赶紧桂枝汤加丹参，还可以加肉桂，你可用桂枝，可用肉桂。

余老师治疗痤疮和暗斑有一招绝活，他看到疮色是暗淡的，晦暗的，他就用肉桂跟桂枝各 10 克，丹参 5 克；如果看到疮斑是红的，爆起来的，那就肉桂、桂枝各 3 克，丹参 30 克，这就是高手。

寒温并用，而且能知轻重，寒温并重的不一定是高手，能知轻重的，方是人物。

心主血脉，心其华在面，所以面上的这些疮斑，可以用肉桂配丹参，无往不利。

《珍珠囊》讲，肉桂专门主秋冬下部腹痛。秋冬天的下半身痛，用肉桂非常好。

黄元御《玉楸药解》讲，肉桂温暖条达，大补血中温气。

凡温暖条达者，专门治死硬绷紧之病，所以可以治血管硬化。

肉桂大补血中温气，那血中冷了，它就寒凝，寒凝就起冻疮，所以容易犯冻疮的，要知道春夏养阳，在夏天的时候，吃点肉桂粉，秋天冬天就不犯冻疮了。

《用药心法》讲，肉桂散寒邪。

《药性赋》讲，气之薄者桂枝也，气之厚者肉桂也。

气薄则发泄，所以桂枝上行而发表，治疗太阳伤寒表虚证。肉桂气厚而发热，所以肉桂下行而补肾，这就是本乎天者清上，本乎地者清下。

桂木凛冬不凋，所以冬天受冷一切病，可以用肉桂。

其色紫赤，肉桂是赤色的，能够生木火。

肉桂有数种,《本草新编》讲,卷筒者第一,平坦者次之,但都可以用。

其实不单要这样看的,还要看它里面的油脂,掰开来看,是多汁的,还是被榨掉汁的,是流掉油的,还是走油的,所以分为保油跟走油的。

《本草汇》讲,肉桂散寒邪而利气,下行补肾,能导火归原以通气,达子宫而破血,其性剽悍,能走能守,但是妇女有胎就不可轻易服,恐动胎气。

《日华子本草》讲,肉桂治一切风冷气,五劳七伤,通九窍,利关节,益筋明目,暖腰膝,破癥瘕积聚,消瘀血,治关节拘挛,续筋骨,生肌肉。

《本草分经》讲,肉桂能引无根之火降而归元,破沉寒之冷气,通血脉。

所以上火牙痛的人,痛得不得了,几个月都不好怎么办呢?拿点肉桂粉给他。

肉桂可以坚筋骨齿牙,用肉桂粉一服,马上牙齿就巩固了,牙痛也消除了。

所以对于这个久病的,火不归元的,牙齿又烂的,适当服点肉桂。

《医学衷中参西录》讲,肉桂能暖丹田,壮元阳,补相火。

《神农本草经》讲,肉桂乃诸药之先聘通使,说白了,它就是现在的快递员。

先聘通使,先聘请它作为流通使者,它上下、左右、内外、表里都可以通的。

盖其香窜之气,内至脏腑筋骨,外而经络腠理,凡毛细血管之细微处,莫不周遍,故诸药不能通达透彻之处,有肉桂引之,莫不透达也。

《会约医镜》讲,桂附杜仲汤,专门治真寒腰痛。

有人喜欢跳到冷水里游泳,还去冬泳,结果六脉弦紧,口舌发青暗,阴囊都缩了,身常战栗。

怎么办?用肉桂3钱,附子3钱,杜仲2钱,煎了趁热服,服完以后,脉象变平和,脉平和者,元气复也,脉弦紧者,邪气出也。

脉变和缓了,表示元气恢复,嘴唇由青变红了,阴囊放出来了,身子不战栗了,所以肉桂、附子、杜仲叫桂附杜仲汤,专门治疗真寒腰痛,真的受寒腰痛,不是假寒的。

《肘后方》讲,治产后腹中冷痛,用肉桂打粉,温酒送服,方寸匕,每日三次,即愈。

何任老前辈用肉桂粉末跟桂枝粉末合用，温阳气，鼓动元阳，专治低血压，效果奇特。

有一男子，长期直立性低血压，血压能低到（70～80）/（40～50）mmHg，他只要站起来就要晕倒。怎么办？

在人参、黄芪补气的药物基础上加二桂，即桂枝9克，肉桂3克，肉桂要打粉吞服。

坚持了一个月，这个血压就微上，坚持两个月，直立起来晕倒减轻，坚持五个月症状全部消失，日常生活自理，还可以骑自行车，步行外出。

黄芪、人参，配合桂枝、肉桂，还有生姜、大枣，众药合用可以升血压。

有些小孩子生病用丁桂儿脐贴，丁是什么？丁香，桂呢？肉桂。

小孩子老容易拉肚子，一吹到冷风，就加重，用川椒、肉桂，或者丁香打成粉末，外敷肚脐，一敷腹泻就好。

也可以取少量打成粉来服用，能够治疗寒凉小儿腹泻，用此方法治疗数百例，皆能安全痊愈。

小孩子单纯性消化不良的，他大便老是不成形，用肉桂、丁香、川椒，打成粉，给他舌头舔一下就好。

有个小女孩，每天要大便好几次，为蛋花样大便，用肉桂、川椒，打成粉末，贴到肚脐里，二十四小时后揭去，贴一次就不拉肚子了，一次就好。

钟某，劳倦过度以后牙痛，大家认为牙痛是火，服牛黄解毒片后，减轻，但不能根治，随后火又起来，这个怎么办？

医生问他："你是喜欢含冷水还是热水？"

他说："我喜欢含热水。"

哇，这医生真高明，此非胃热，乃是阳虚，阳虚喜暖，投肉桂5克，泡开水服用，当晚即安，次日痛止，续服5克，牙痛未见反复。

单味肉桂治痛经。

陈某，18岁，经常痛经，月经来临前，她可以痛两天，没日没夜的痛。

然后用肉桂粉末10克，每次吞服2克，结果痛经就好了，没有任何不良反应。

《得配本草》讲，肉桂配人参、黄芪，可以补中益气。

肉桂配大黄、黄芪，可以排浊气。

肉桂配半夏、生姜，可以降呕逆。

肉桂配金樱子、芡实，可以治遗尿。

肉桂配桂枝汤，可以发散寒邪。

肉桂配补阳还五汤，可以助长痿弱的肌肉。

肉桂配六味地黄丸，可以治疗阳痿。

肉桂配理中丸，可以治疗便溏。

肉桂配熟地、鹿角胶、麻黄，像阳和汤，可以治疗阴疽。

什么叫阴疽？就是烂肉，如现代医学讲的褥疮之类的疾病。

肉桂配黄芪、当归，托底黄芪汤，专门治疗疮疡溃烂以后不收口。

肉桂配八珍汤，可以变为十全大补汤，像四物汤、四君子汤，名曰八珍汤，再配合黄芪、肉桂，就叫作十全大补汤，大有温运阳气，鼓舞气血生长之效。

所以小孩子生发不行的，发育不良的，就可以服用这个，会发育得越来越好。

第 42 讲

木 香

🦋 **木香调气治腹痛。**

木香者，上品也，属于攀援型藤本植物，一般依附在其他树的藤上。藤者，善通。

广东、广西的木香叫广木香，云南的木香叫云木香，四川的木香叫川木香。

木香是辛温的，大有行气止痛、调中导滞之效。

行气止痛木香配什么？配砂仁。

所以一个人吃东西，只要吃撑一点就胃痛的，吃香砂养胃丸，一吃就好。

如果是气撑的，就要用越鞠丸、逍遥丸，如果又气撑又吃撑，就要用越鞠保和丸，或者逍遥散跟香砂养胃丸一起服，或者直接吃小柴胡汤。

胃本来不呕不胀不逆，都是胆木肝火克它后变得呕胀逆的，叫胸胁苦满，这种肠胃病，可行气止痛。

还有胆绞痛，就是平时紧张郁闷以后胁肋胀痛。《医宗金鉴》上有个名方——颠倒木金丸，木香跟郁金配伍，专门治被惊吓到或者紧张所发生的胆管扭曲。

现代研究，木香、郁金、香附这三味药，用里面任何两味药，都可以让

50

扭曲的胆管变得松弛，紧张的胆管变得条达，所以它们可以条达肝气，直接作用于胆管，老师称之为胆管三药。

现代研究发现，木香、郁金、香附这三味药，有调中化滞之效，对于胆囊炎、胆囊壁毛糙、胆管堵塞之类的胆道疾病，清空胆管的效果是非常强大的。

那么肠道滞塞呢，用香连丸，木香配黄连，黄连原本清心，但心与小肠相表里，所以黄连是解毒消炎剂，而木香行气，它就是"扫把"。

你看，扫把一扫的时候，就会有风，所以木香就是起风的，它香味浓郁，就是木扫把，一扫，那风就过去，黄连呢，黄连就是污垢的洗涤剂，从心一直洗到肠，木香就是从胸一直扫到腹再扫到肛门，一个喷上了洗涤剂，一个再用扫把一扫，再加到汤里一煮，再加水去冲，哇，这个香连丸太完美了。

以后吃乱七八糟的东西拉肚子或痢疾，就用香连丸。

古籍讲，木香专入三焦，上能够通宣肺气，中可以调和脾胃之气，下可以疏通肝胆之气，故为治气之总药。

木香跟补虚药同用，补而不滞，所以用四君子汤加点木香、砂仁，那就不一样了，非凡，再加点陈皮、半夏，就是香砂六君子，它可以使补而不滞，就是说补了不容易上火，不会觉得堵堵的。

《神农本草经》讲，木香主治邪气，辟毒疫瘟鬼。

木香可以治淋露，这点鲜为人所知，什么叫淋露？像晾衣服到了深夜都没收，重重坠坠的。晚上在外面露宿街头，或者夜间工作，或者在水边打鱼的，都跟露水打交道，他们天没亮就开始打鱼，天黑了还在放网，淋露，那木香就配生姜，这个就叫淋露汤。

就说经常淋到雨水，沾染到这个雾露，觉得关节僵硬、板结，腰弯不下，吃了淋露汤就通了，能够通利关节，行气化湿，方中还可加木香、生姜、藿香。

木香久服不梦魇，什么叫梦魇？做噩梦，你看这"魇"字怎么写？上面厌，下面鬼，就讨厌鬼，就是说梦到一些讨厌鬼，所以可以吃点木香。

桂枝汤加一些木香、红参，就可以治疗噩梦。

逍遥散加一些木香、郁金，也可以治疗乱七八糟的梦。

《名医别录》记载，木香善行药之精。

药的精华可以被木香播散，它能够治气劣，什么叫气劣？少力为劣，就是说一个人养尊处优，腿脚没力，坐姿歪七扭八。

《药性赋》讲，调诸气不可无，泻肺气不可缺。

意思是要调肠胃的气机，不可以无木香。诸气膹郁在肺呢，也不可缺它。"我真的肺要气炸了"，用木香，就不炸了。

《药类法象》讲，木香除肺中滞气。

木香一般是调肺胃的，如果中下焦结滞，一直到小腹，必须配槟榔，为什么？

槟榔沉降，下十二经之气水，所以它可以入下焦，破气非常有威力。

《本草汇编》记载，木香同补药为佐则补，同泻药为君则泻。

所以木香配黄连，可以泻肠道浊阴，木香配黄芪可以补人体胸中中气。

《本草汇言》论述木香是治气之总要。

第一，和胃气。呃逆，木香配半夏。

第二，通心气。心闷胸闷，木香配薤白。

第三，降肺气。诸气膹郁，肺都要气炸了，木香要配枳壳，破胸锤。

第四，疏肝气。胁肋胀满，木香要配郁金。

第五，快脾气。脾胃消化不良，脾主大腹不行，木香要配苍术。

第六，暖肾气。腰部凉冷，木香要配肉桂，肉桂能点命门之火，能够暖肾气。

第七，消积气。胃里有积气，肠道里有积食，木香要配鸡屎藤。

第八，温寒气。有寒凉之气，木香要配生姜，主淋露。

淋雨了，受到雾露之邪，又打喷嚏，木香配点生姜，打成粉末即淋露散，治鼻炎。

第九，顺逆气。就是胃气上逆，呕吐呃逆反胃，木香要配竹茹，这气就顺下去了。

第十，达表气。感冒了，受风冷了，大多数感冒不是简单的受风冷，里面一定消化不好，饮食不节。碰到这个怎么办？就桂枝汤加木香，达表气，邪气就发出去了。

第十一，通里气。木香配大黄或者黄连，里面的痢疾黏滞，扑通一下都就排出来了。

总之，木香乃气病总管，统管一身上下内外诸气，独推其功，无出其右，然其性味香燥而猛烈，所以阴虚火旺带燥的，有火的，要少用。

《日华子本草》讲，治心腹一切气，就木香配吴茱萸。木香可止泻，用于霍乱、痢疾等，还可安胎。木香还有一个效果，叫作疗羸弱下劣，发育不良的人可以用。

老师就尝试用六味地黄丸加一些木香下去，可以转发育不良为优良。

《景岳全书》记载，木香行肝脾肺气滞如神，止心腹邪气痛甚捷。

到医院里，肝胆脾 B 超一查，有部位堵住了，那肯定得服木香。

有些病人说："曾医生，我现在胸肋好闷，但是做肝胆脾 B 超，没有一点问题，医生说这是故意来装病，可是我确实不舒服。"

于是我就让他吃点木香粉，就舒服了。

记住，从咽喉脖子，一直到胸膈这一段，觉得有东西堵，无论是后背前胸，还是侧面腋下，一味木香搞定。

如果已经到下面腹部了要加槟榔；到上面头了要加川芎；到四肢了要加桂枝；到腰背要加杜仲，可以了。

治一切走注气痛不和，用广木香温水磨出浓汁来，加点热酒调服。行气止痛，治一切食物情志积滞胀满诸痛，一味木香就行气止痛，无药堪比，这是《简便单方》记载的。

有的老人天气一变化，哎呀，这也痛，那也痛，关节这痛那痛的，一个是天气变化，另一个是内在情志波动。

同样是经历天气变化，有人80岁，他没有喊关节痛，因为他情志条达。那些情志不条达的，天气一变化，他关节就痛，还说这是鬼天气引起的，其实是臭脾气带来的。

你去看，基本上天气一变化，这关节到处都痛，像撬石孔一样，都是脾气臭，气劣，可以用木香。

《阮氏小儿方》讲，木香治疗内钓腹痛，什么是内钓腹痛？小孩子胎中受风或者受惊吓后，肚腹痛，喘，嘴唇发黑，阴囊又肿胀，这种情况叫内钓腹痛，这个是非常顽固的，可用木香、乳香、没药，各5分，水煎服。

一小儿一弯腰就哭，面很青，嘴唇发黑，这是寒气所乘的内钓腹痛，用五味异功散，就是四君子加陈皮，再配合木香、干姜，服一剂，好了。

痛得面发青，唇发乌，青乃肝之色，乌是肾之色，用这个方子。

《百一选方》记载，有一个人吃螃蟹，然后又吃了柿子，在深夜大吐，堵在胃里，整个人都半昏迷过去了。

一个道人说，此时唯木香可解。

遂磨木香汁灌下去，诶，片刻就复苏过来了。

为什么呢？蟹乃大寒之物，柿子也是凉的收涩的，雪上加霜，它冻结在胃里，上下不得，人最怕的是一气周流受滞，木香立马恢复它一气周流。

动起来吧，就是五脏总动员，木香为五脏总动员。

好，我们看，朱志纯老先生的经验。

《药性论》讲，木香治霍乱吐泻，可以配黄连。

《名医别录》讲，苦参能够除伏热肠澼。

肠道有积滞在那里，翻江倒海，可以用木香配合苦参，两味药联用，专门治疗各类急性细菌性痢疾，治了三十多年疗效显著。

《黄河医话》记载，胆绞痛，乃是医生所畏惧之痛，没有金刚钻，你不敢揽这瓷器活。

老师呢，有一次碰到一位大叔，胆绞痛，痛到在任之堂都要晕倒了，站不住了。

余老师说："赶紧，木香、大黄，浓煎。"

一吃下去，胆绞痛好了。我说："这经验从哪里来的？"

当时余老师就说："你们知道通胆最厉害的药什么吗？"

大家都在想："木香、郁金、香附、金钱草、海金沙、鸡内金。"

余老师摇头说："不，通胆最厉害的是大黄。因为胆属于六腑，然后再配木香，木香就可以横通胆道，大黄竖排浊阴，明白没有。"

木香横通胆道，大黄竖排浊阴。

所以这个胆绞痛会现场松解。

当时我就想，这次回家去，肯定要用木香、大黄打成粉，碰到胆绞痛的，搞一勺下去，它就相当于大柴胡了，因为大柴胡就是理气药配泻下药。虚一点了，再加点补益药，不虚就不用，暴病多实，不用补益。

木香、柴胡就是理气药，大黄和枳实就是泻下的排浊降浊药，这配伍效果多好。

木香跟大黄，是治疗胆绞痛必用之品，然二药剂量呢，均需在15克以上。

因为它们都有强大的疏泄作用，所以一旦痛停止后，立马减量，或者停服。

治气闭耳聋，看龚世成龚老先生的经验。有一个人夫妻大吵以后呢，突然间耳不闻声，针刺听宫、听会也未见好转，怎么办？

用广木香研成细灰，加进麻油，放在锅里炖一炖，煮一煮，然后放凉，滴到耳朵里，恢复了听觉。

木香还有治疗气闭耳聋的作用。

《安徽中医学院学报》曾经报道一例水肿病人，脚肿肚腹肿，走不动路，发现用苓桂术甘汤、肾气丸，稍微减轻，效果不能再进一步前行了，然后医生让加上木香。

木香是行气药，就是说，治气它最行。

所以这木香放到苓桂术甘汤跟肾气丸中，病人小便量大增，水肿渐消，自此以后呢，凡治水肿，无论虚实，均在辨证选方加以木香，达到气行水行的效果，皆应手取效。

笔者认为，木香之功，不在退肿，而是调和众药，行气推动气化，使补益药不滞腻，使通泻药更给力，而且水肿的病人，大都是脾胃滞塞，脾主湿，诸湿肿满皆属于脾，所以肥胖的人，要减肥的，别忘了加木香，广木香能芳香悦脾，助脾运化，一药三用，所以水肿遂消。

有哪三用呢？第一个，助气行水。第二个，可以使补益药不滋腻。第三个，可以芳香悦脾，使脾能够运化，加强水的吸收代谢，真是好药。

《得配本草》记载木香的配伍如下。

木香配木瓜，可以治疗霍乱转筋，肚腹痛。

木香配黄连、黄芩，可以治疗暴急痢疾。

木香配防己、黄柏，可以治疗脚气、黄肿。

木香配生姜、干姜，可以治疗肚腹冷痛。

木香配枳壳、甘草，可以治疗小儿阴茎肿，或痛缩，阴茎痛到缩进去了，用木香、枳壳、甘草三味药，奇效，这是古人检验过的。

因为小孩子气很轻柔，我们轻轻用点行气药，使肝经下络阴器，枳壳破气下行，阴茎的肿痛就会好。

木香配皂角刺，可以治疗心中痛。

木香配槟榔，可以治疗肚腹气结，所以愁肠百结的，用木香、槟榔。

木香配干姜、肉桂，可以使釜底无火，变得蒸蒸日上。所以一吃凉的，肚子就隐痛，木香配干姜、肉桂。

木香理气，非常好用，它可以配元胡、川楝子，治疗心痛欲死。心下胃脘痛的，想死的心都有了，用元胡跟川楝子。

有一种气食病，就是吃多了东西，加生气，浑身不舒服，用木香槟榔丸，以木香为君药。

黄疸用茵陈蒿汤加木香，效果更良。

胆结石，木香跟鸡内金一起磨成粉，长期服用，可以化掉结石。

肾结石，木香跟金钱草联用，使肾结石消融速度大大加强。

第 43 讲

沉　香

🦋 **沉香降气治腰疼。**

将沉香泡在水里，自动下沉，或者半浮半沉在水中。沉香碾碎后，香气十足，这个香气是非常具有穿透力的，所以它能沉下去，使一片地方芳香。沉香作用的部位在小腹，也就是丹田，它可以提高生育能力，可以提高气纳丹田的功夫。

息必归田，是长寿老人的特点。

有些长寿老人，走路容易气喘，就用 1 分的人参粉，再配合 0.2 ～ 0.3 克的沉香粉，平时含化或者泡水，服完以后，息息归脐，寿与天齐。

沉香是常用理气药，归脾、胃、肾三经。因为肾属水，脾胃属土，水土都是比较低的，都是踏在脚下的，所以沉香就能沉到最底下。

沉香有行气止痛之功，可止下焦小腹的疼痛。有降逆调中之效，可治胃气不降，如沉香降气丸。还可平喘，治疗哮喘、咳喘。

沉香性温，有温肾纳气之效，可以帮助肾将元气收归下来，所以沉香作为主药治疗胃病，常有比较好的疗效。

老师讲一个案例。

以前有钱的富家人，他们不是到市场上去买家具成品，而是买好原材料，

58

像沉香木、檀香木这些，请木匠到家里来做。

有一个拉车汉，胃痛，痛好多年了，嘴唇都变乌暗了，找到一个医生说他已经没钱治了，能不能不怎么花钱又治好他的病？

这个医生让他去淘点家具的粉末，再加点生姜进去，研粉。

因为他最近胃部冷痛，冷者，寒也，阳虚也；痛者，气滞血瘀不通也。所以用生姜来温通，用沉香来降气。

他如法炮制，服了几天以后，胃痛全部好。嘴唇呢，晦暗变鲜红，然后前来道谢，这是沉香治疗胃痛比较厉害的一个案例，简验便廉，沉香、檀香木都管用。

老师以前跟你们讲，可以用沉香、小茴香、檀香，将这些能够纳气归元的药打成粉，放在罐子里，叫气沉丹田散。

什么意思？所有疲累倦的，又堵闷郁的，这个散挑一点，服一下，气就下去了，然后腿脚也有力了，也不容易累了。

气沉丹田不易累，气浮咽喉容易虚。

就是说气，吐纳比较肤浅的时候，好虚；吐纳深沉的时候，就好有耐力。如树根深蒂固，枝繁叶茂；根浮须浅，不经风摇。你是想要枝繁叶茂，还是想要不经风摇，全凭先天一点肾气，纳不纳得下去。

肾就是银行，沉香有助于五脏六腑将精华存到银行去，不浪费掉，不挥霍掉。

我们知道，用沉香的中成药居然有四五十种。

大活络丹治跌打伤的，方中用沉香，说明它行气可以化瘀血。

回天再造丸治疗中风偏瘫，方中用沉香，偏瘫的人需要沉香将瘀血化开。

沉香化滞丸治疗饮食积滞，积食在胸中下不去，也需要沉香将积食沉下去。

理气舒心丸，郁闷恼怒烦，需要沉香来，香能行，沉能降，降郁闷恼怒烦呢，理顺沉降下去，故名理气舒心丸。

十香返生丸，这十种香类药，可以回返生命的，就是可以延长生命，轻身耐老延年的。

清心滚痰丸，这个痰不滚走，心就没法清，所以你们的坏脾气、懒、傲慢不赶走，这个清净心就养不成，这个粗糙的烦恼，不把它降服，精细的本领就不能够涌出。所以用清心滚痰丸效果很好，它能让这个痰滚出去，可以降浊阴。

像礞石滚痰丸，用一点沉香，有意想不到之效。

保和丸里加沉香效果会更好。但是好的沉香很贵，通常用别的香代替，虽然也有一定疗效，但是肯定没有沉香作用显著。

《名医别录》记载，沉香可以去恶气，所以可以治疗严重的反胃、口臭。

《海药本草》记载，沉香主霍乱。

挥霍缭乱，里面乱了，我们拨乱反正，沉香一去，就把这些恶气沉下去了。

所以乌云密布弥漫在胸口，一用沉香，痰、饮、水，都下去了。

沉香配槟榔，可以治疗心中有邪气、闷气。

比如说老师有一个药粉子，这是不传之秘。凡是天气不好，老人觉得胸闷，头晕，气胀，恶心，反胃，吃不下饭，总之就是说，一切浊阴冲上的，表现出来就是太难受了。

挑一点点沉香粉，调一点糖盐水，为什么要调糖盐水？糖盐水可以调和阴阳，或者弄姜枣茶也可以，不用多，就几口，然后将沉香粉送下去，等一下放几个屁呢，胸就不闷了，胃口开了，愁眉苦脸变为喜笑颜开，关节痛的，突然间就不痛了。

如果跌打损伤，特别是打篮球，最容易被对方的手肘顶到胸口，老觉得胸口闷闷的，沉香粉也好使。

上次有一个开摩托车的阿叔过来，他去打球的时候，被碰到了，半年都没好，然后我让他吃点三七粉，再配沉香粉，以5：1的比例。他说他以前吃过三七粉没效，我说配沉香粉试试。

昨天在这个桥上，他骑摩托车过来，见到我就说："曾医生，你那个方法还真管用，我好了。"

所以一般人认为三七粉不行的时候，何不加点沉香呢？因为现在三七野生的太少了，你用的是人工种植的，药效不太好，不够强。

那不要紧，我们就联合使用，强强联合，用这个酒来送服，或者酒煮沉香三七粉，治疗瘀痛疮肿。

《本草衍义》记载，医家用沉香保和胃气，为上品药，但必须研制极细为佳，必须研成极细的粉末。

有一句格言叫作：檀不研不能显其香，人不炼不能现其长。

就是说人没有通过磨炼，不能显露出他的长处，不能在众人之中脱颖而出。

这香不能通过反复地磨，它的味道不能冲鼻开窍。

四磨饮子，治疗七情侵，方中有沉香跟乌药等，把它们磨成粉，然后服用，可以治疗什么？七情侵袭，情志动摇。

沉香配乌药，能够沉降诸气，调顺情志。

《本草通玄》记载，沉香温而不燥，行而不泻，扶脾胃运行不倦，达腰肾导火归元，有降气之功而无破气之害，乃是优良上品之药。

它可以降气，但不会破气，所以它调脾胃有助运化之功，你看老师治疗打呼噜，痰浊壅在心口，我们用半夏厚朴汤，再配合二陈汤，发现只能治好五六成，再加沉香就圆满了，痰浊一下就沉下去了。

沉香配大黄，可以降胃，配3～5克大黄，扑通一下，浊气就沉降到大肠去了，它就不会通过肺进入耳鼻喉，影响听力和打呼噜。

《药性赋》记载，沉香其性温，能育阴助阳，气味芳香辛散，能从头一直降到脚，叫做通天彻地，条达诸气，所以反胃呕吐，心慌气喘，肚腹胀闷，癥瘕积聚，寒痰留饮，恶气痰浊，风湿骨麻，皮肤瘙痒结气，胸肋饱满，一味沉香皆可疗愈。

《本草纲目》记载，沉香可以疗男子精冷，女子宫寒。

不孕不育者，十有八九，腰背凉冷。

所以六味地黄丸、五子衍宗丸，或者乌鸡白凤丸，调点沉香粉服用，你会发现疗效不一样，子宫和精囊会变温变暖。

现在大部分人是上面有温度，上火了，嘴唇口腔溃疡，人急躁；下面却宫寒，上热下寒体质，沉香就可以导引之。

但是为什么我们少用？用一点少一点，价格又贵，假品又多，所以这样还不如不用，倒不如多练赤脚功、金刚腿、金鸡独立，也可以起到暖子宫少腹的作用。

《本草备要》讲，诸木皆浮，而沉香独沉，故能下气而堕痰涎，凡怒则气上者，皆能平而下之。

所以逍遥散加沉香有意想不到之妙，逍遥散你经常去用，只有七八成把握，一加沉香就有九成把握。

沉香在很多药方里头，可以达到沉降邪气，升腾正气的效果。

香能够醒脾，能让清阳上升九窍。往下沉降，可以将浊阴导归胱肠。

所以大便秘结、小便淋涩，李时珍说都可以加沉香，它可以将浊阴导归胱肠，将清阳上升头面，所以补中益气汤如果加沉香，扶而不上火，这中气补进去呢，还沉稳有力，有后劲。

《本草新编》记载，沉香能引龙雷之火下藏肾宫，安呕逆之气上通心脏，乃心肾交接妙品，故温而不热，暖而不燥，正是益阳消阴之妙品也。

所以睡不着觉，心肾失交的人，晚上可以点沉香，然后坐香、观香。

朝檀暮沉，有这种说法。早上要开膻中，晚上要收丹田。气纳丹田好睡眠，气浮心肺就失眠。

《医林纂要》这本书上讲到，沉香能沉降一切逆气，凡一切不调之气，皆可调之。

《本草再新》讲，沉香能治肝郁，所以沉香配逍遥散，或者柴胡疏肝散。

沉香能降肝气，所以配天麻钩藤饮、镇肝熄风汤，可以治疗高血压。

沉香能和脾胃，所以配香砂六君子丸，治脾胃病如神。

沉香能消湿气，所以当湿气在腰腹，如戴五千钱时，使用肾着汤要加沉香。

沉香能利水，所以尿道炎，水肿，小便不通，用五苓散加沉香，逐水效果特良。

沉香还有开窍的作用，所以有些不聪明的人，用金标状元汤，菖蒲、远志、沉香，一下去，气沉丹田，脑窍清灵。

《医垒元戎》中有个冷香汤，治疗什么？治疗"冷美人""冰美人"，就像林黛玉一样的香冷美人，她肯定是肠胃虚冷的，容易感冒伤寒，手脚冰凉容易悲忧。

我们怎么办？沉香配附子等分，制成丸子，这个叫冷香汤，可以让一息真阳沉降到丹田，逐散周身寒气。

有些病人说："曾医生，我痰一口一口地涌出来。"

一看，全是稀白的，就用冷香汤。痰就会沉下去，身体的寒就会被温化掉。

《活人心统》记载，胃冷久呃。老是呃逆，胃下垂，胃冷，将沉香、紫苏跟白豆蔻，各 1 钱打粉，然后服用。

《百一选方》记载，如果健忘惊悸且老容易上火怎么办？

有一个朱雀丸，就是沉香 5 钱，茯神 2 两，打粉炼蜜为丸。每次用人参汤送服。

《普济方》记载，肾虚，眼睛发黑，可以用沉香 1 俩，蜀椒 4 两，为末，酒糊丸梧桐子大。每服三十丸，空心，盐汤下。

色青肝胆病，脸黄脾胃肿，煞白肺气虚，红赤心火旺，黑肿肾腰亏。

这个是五色望诊法，就是说脸上的气色黄肿黄肿的，是肝脾不调；脸发青，是受惊了；脸白白的，为肺气不足；气喘吁吁，脸红红的，上火了，红红火火；面色发黑，主肾虚、房劳过度、熬夜、伤精。

我们看到好多人黑眼眶，不要怕，用沉香 1 两，蜀椒 4 两，打成粉，用酒调成梧桐子大的丸，每次服三十丸，空心用盐水服下，服完以后，脸上的黑眼眶和眼袋就会变小。

沉香可以做香料，蜀椒又可以吃，两个都可以吃，用盐水送服，这个叫作大食丸。加当归芍药散里，可以治疗妇科诸疾痛；加逍遥散里，可治疗一切郁闷。大食丸我们又把它称为目黑丸。

离照当空，阴霾自散。

用蜀椒可以出太阳，沉香可以沉丹田。

老年习惯性便秘，在《济生方》里记载，沉香1两，肉苁蓉2两，研成粉末，用麻子仁调为丸，再用蜜汤服下，可以治疗大便无力，津液干少。

麻子仁能够润六腑之燥坚，肉苁蓉可以让二便之从容，但没有了沉香，它沉降的速度就会变慢，有了沉香，就如有神助。

沉香像什么？如果把肉苁蓉、麻子仁，比喻成二马拉车，沉香就是打马屁股的那条鞭子，一抽下去，更快了。

28岁的梁小姐，嗳气反酸，上腹部灼热一年多，诊断为胃酸增多症，反复发作治不好。

黄连素片、中和胃酸的药，都吃了，还是不行，后来，用沉香化气丸口服，七天好一半，二十天症状全消，随访三个月没有再发作过。

如果有人老是上腹部有烧灼感，胃口这里，酸水嗳气，老反上咽这里来，用沉香化气丸，可以把它化下去，像化骨绵掌，一化，全部降下去了。

现代研究，沉香对呼吸系统、心脑系统、消化系统、神经系统疾病疗效显著，而且有强大的抗风湿、抗肿瘤及抗衰老作用，可以用于美容减肥行业。

《得配本草》记载，沉香得木香，治疗胞转不通，即妊娠小便不通。

丁香配肉苁蓉，治疗习惯性便秘。

丁香配熟地，能够治疗肾虚腰酸。

丁香配乌药、木香、槟榔，叫沉香四磨汤，专门治疗形寒饮冷肚腹胀，冷言冷语头不安。

有些人讲冷言冷语，或者形寒饮冷的，可以用冷香汤，也可以用四磨饮子，就是说一个人一派冰冷，口出这些冷酷的言语，恶语伤人六月寒的，都可以用。

丁香配白豆蔻，可以治疗胃寒呕吐。比如吃了螃蟹以后呕吐，肥甘厚腻呕吐，用沉香、丁香、白豆蔻，就下去了。

哮喘，肾不纳气，金匮肾气丸加沉香，就纳下去了。

丁 香

🦋 丁香止呕，暖胃家之冷。

丁香的气味非常浓烈，打成粉放在鼻子里可以呛鼻的，所以它的香味带有穿透力。

凡可穿透的，就是像丁一样，丁是尖的，丁字嘛，看古人造字，丁下面就是一勾尖，所以丁香能穿筋透骨。尝后有麻舌之感，因为香味太浓烈了。

丁香辛香温散沉降，可降逆止呕。因为它是温的，所以可以治疗胃寒。因为它是降的，所以可以治疗呕吐。

对于胃寒呕吐，吃凉的，胃气降不下去，往外泛，一用丁香就好了。

丁香可以芳香辟秽，降逆止呕，所以口含丁香，是可以治疗口臭的。

一味口臭散，就是丁香打粉。

《药性论》讲，丁香能主冷气腹痛。

所以有个丁桂儿脐贴，它里面就是丁香、肉桂为主。

小儿晚上睡觉忘了盖被子，或者踢被子，肚子凉凉的，丁桂儿脐贴一贴就好了。

腹泻大便是泡沫样的，有风有寒，就用丁桂儿脐贴。

有一个小孩子大便溏泻，丁桂儿脐贴买回来，贴了三天都没好。

我让他再贴那腰背，贴一天就好了。

因为治脾不如治肾，锅无火，必寻到灶下，灶下火就是命门之火，锅内火，乃是脾胃釜鼎之火，而丁香、肉桂，这丁桂儿脐贴，你贴到肚脐周围，它都是治脾胃之火，暖脾胃，贴到命门那周围，就暖腰肾。

医家讲，腹中一团暖和气，通身上下少病疾。

我碰到一位老爷子，他血压高，血糖也高，有个朋友推荐他一款丹田贴，贴一天停三天。贴完以后，血糖、血压全都降下来，失眠症也好了。

所以丁香不是简单地治治胃冷，像吃冰饮呕吐或者受凉腹泻。

失眠的，容易生气的，乳腺增生的，还有上火的，发炎的，都可以选中药贴敷，用吴茱萸、丁香之类的药，腰背凉冷、腰痛的，就贴命门；爱生气，贴太冲；上火了，贴涌泉，这都是敷贴文化。

《日华子本草》讲，丁香治口中有秽浊之气。

丁香治反胃，丁香柿蒂散是治疗呕逆反胃的要药。

《开宝本草》讲，丁香温脾胃，止霍乱。

丁香可以疗齿疳匿，牙齿里头有牙虫，疳积的疳，匿是藏匿，藏身在深层次的虫积，丁香都可以将它钓出来。

《本草纲目》记载，小孩子老是吐东西，虚性呕吐，丁香加四君子汤效果非常好。

暖脾胃以后，气就往下降了。

四君子温镇脾气，丁香暖胃阳。

它可以让胃蠕动力量加强，口中泛清水的症状就可以好。

所以小孩子口中泛清水，呃逆，吃奶后又吐奶，就将丁香粉抹在舌头上，吃了过后，胃就暖洋洋。

《药鉴》讲，丁香去胃寒，定呕酸。呕吐酸水，腹内冷痛，丁香可用。丁香壮阳，可用于腰寒跟肾凉。

所以腹腰都冷的，用丁香。因为丁香是往下降的，是温的，它跟小茴香一样，都是温的往下降的。

诸子皆降，只不过小茴香大都降于小肚子，丁香还可以降到命门。

丁香跟肉桂，它既可以暖前腹，也可以暖后腰。所以前后受凉都可以用。

《本经逢原》，丁香治疗大便稀溏之要药。

丁香可以温中快气，治疗七情五郁，所以七情动摇，造就五脏郁闷，单用一味丁香。

《本草汇》记载，丁香疗胸痹、阴痛，能够暖阴户。

胸中痹闷，阴茎疼痛，子宫里头寒冷，丁香可以使其变暖。

所以丁香配紫石英，可以直接将热气暖到子宫。

我们讲子宫它就是孵化器，孵化器要暖，才有助于子的发育。

你看有些妇女，好奇怪，她怀孕了，怎么怀了两三个月，四个月自动就流产了，老是怀不久，因为孵化器凉了，胎儿发育到一定程度，发育不下去了。

所以怀孕期间，妇女的子宫是以温暖为宝。

《本草再新》记载，丁香开九窍，疏郁气，能够去风行水。去风，因为它芳香；行水呢，因为它往下走，水往低处流嘛。

所以凡行气往下走的药，都能利水，像小茴香，治疗盆腔积液，丁香可以治疗肝部的囊肿。凡行气往上走的，大都能宣开解郁，可以治疗面上长斑；行气往下走的，可以治疗肚腹里的积水、积液。

《简要济众方》，治疗伤寒呕逆不定，就是呕吐定不下来，直接用丁香、柿蒂各1两，焙干以后，打为散，每次服1钱，这个呕逆不定就会好。

《太平圣惠方》记载，治鼻中长的息肉，丁香打成粉，纳到棉里头，塞到鼻子里，它可以蚀息肉。

《百一选方》记载，小儿吐逆，将半夏、丁香，研为细粉，然后用姜汤调为丸，如绿豆大，每次吞服二三十丸，可以治疗小儿吐逆。

《摘元方》记载，朝食暮吐，有些食管癌比较严重的，东西都进不了，用丁香研成粉末，拌甘蔗汁、生姜汁，糊成丸，然后慢慢吞服。它就可以开胃、开咽喉、开腹肠。

《千金翼方》记载，霍乱吐泻，上吐下泻，用丁香 14 枚，跟酒一起煮，然后一口气喝了，可以治疗。

藿香正气水，其实加些丁香，效果更好。

为什么呢？因为霍乱，它就是上吐下泻，浊阴不降，胸好闷，翻胃，要吐出来了，那种难受之状呢，就像是喝醉酒一样，狂吐，这时要顺气，要降胃，胃为五脏六腑之大海，阳明是人体最大的降机，阳明不降，百川会倒灌的，阳明一降，百川归海，所以丁香能降阳明，使百川归海，而不上泛为吐，为呕，为呃，为眼出血，为脑出血，丁香都可以顺下去，这是好经验。

《太平圣惠方》记载，治久心痛不止，用丁香半两，肉桂心 1 两，捣粉，在饭前，用热酒调 1 钱服用。这叫什么？丁桂暖心散。

丁香半两跟肉桂心 1 两，打细，用热酒调服，胸中只要受寒受冷，劳累后疼痛的，吃了，疼痛都会好。

《怪证奇方》记载，痈疮恶肉，丁香末敷之，可愈。

长痈疮恶肉，丁香因为芳香辟浊，辟秽，那些烂肉就会被吸收。

我们看，《本草纲目》记载，有个太医叫陈文忠，他治疗小孩子冻疮以后，肚子胀，又泄泻，浑身没力，蔫不拉几的，用木香散、异功散两方合用，严重的话要加丁香 3 ~ 50 枚，官桂，即上等的肉桂，1 ~ 2 钱，服之呢，效果非常好。

不是表里俱虚的，不要用，怎么知道他虚呢，面黄肌瘦，身体惨白，疲乏无力，眼袋肉往下掉，这都是虚的表现，所以我们用异功散合木香散，加丁香、官桂。

《抱朴子》记载，凡百病在目者，用丁香、黄连、乳汁，拌一起，来点眼，能得到好转。

我们再看一个案例。

有一 18 岁的病人，平常呕逆不止，一吃就要吐出来，身体逐渐消瘦。

医生说他这是幽门梗阻，需要做手术，要开刀，把胃破开来，哇，他吓得半死。然后呢，找中医来调理。

这个怎么办？中医给他开半夏泻心汤，加丁香、砂仁，然后一吃这个呕逆就减轻。

减轻了，他就觉得这个方子好啊，这饭吃下来也不吐了，非常舒服。

后来再去抓药，原来丁香是 5 分的，他认为这分是钱，突然间药方抓大剂量丁香给他，一吃，辛辣异常，怎么跟前面的药不一样？

但是很舒服，咽喉一下全通开来了，有豁然贯通之感，呕逆之症全除，全好了。

本来是稍微好转的，用到几分的时候，就是 1～2 克的时候，突然间用到 3 钱，也就是用到近 10 克的时候，扑通一下，全好了，那病人呢，就来报喜，那医生也觉得好奇怪，后来一检查才发现他剩的药里头，丁香用的量太大了，是药房抓错了。

把分当成钱，杜雨茂先生就说，有时用药经验的获得，常来自意外的差错，或偶然的发现，甚至来自某一次的医疗事故的启发。

我们再看，这个旋覆代赭汤，益气降逆，人所共知，可有时疗效平平，比如有些人大病重病以后，胃虚，胃下垂，吃东西老是没胃口，还呕逆。

不要紧，在旋覆代赭汤的基础上，加公丁香 2～3 克，严重可以加 9 克，从 1 钱到 3 钱，临证发现呢，它下饭速度非常快。

有些人老是没胃口，饭不能下，因为胃不能降，饭下不了。

旋覆代赭汤加丁香 10 克，就是下饭汤，下气汤。

本来要吃好咸的萝卜才能下饭的，现在不用了。

有一位老者，经常呕吐，嗳气，饭吃不下，身体日渐消瘦。

医生说是营养不良，于是他就拼命补营养，但依然消瘦。

中医认为，这胃不打开来，营养根本收不进，光补也没什么用。

好，用旋覆代赭汤，通降胃气，加点公丁香，立马转危为安，身体呕逆消，胃口纳，知食香，然后身体逐渐丰隆起来。

可见丁香，它气味雄烈，性温而降，化浊和胃，乃众药之中，降胃气之佼佼者，大大提高阳明胃主降机的能力。

我们看《得配本草》讲丁香的配伍。

丁香得五味子，可以治疗奔豚，就是老觉得小肚子有团气冲到咽喉，冲到胸口，丁香一配五味子就下去了。

丁香配甘蔗跟姜汁，可以治疗干呕。

干呕，干就是干燥，就要用甘蔗去润；呕呢，呕逆胃不降，要用止呕圣药生姜，再配合丁香。

气血满盛，或者发热上火的人，一般要少用，但是这种浊阴不降的，胃气失和的，可以多用。

比如说，丁香柿蒂汤，治疗胃寒呕吐。丁香跟半夏，可以治疗诸呕吐，谷不得下。因此半夏泻心汤加丁香，各种呕吐，食物进不了，都可以用它。

梅核气加上吃不进东西的，半夏厚朴汤加丁香，强强联合。

丁香如果配附子、肉桂、巴戟天，或者加到金匮肾气丸里，就有壮阳的作用，可以治疗脚痿，脚弱，脚没力。

有些老年人脚跟没力，打点丁香和肉桂粉，拌在米粥里吃，他上楼梯呢，本来老容易打滑，或者站不稳的，吃了后脚稳了。

因为丁香能纳气，凡有助于纳气的，都可以增强脚跟地面的这个摩擦力。

藿　香

🦋 **藿香止吐，壮胃脘以温。**

藿香，广东十大名药之一，叫广藿香。

藿香对于我们南方炎热地带，人又喜食生冷，导致的身体寒湿体质是必不可少的，因为它是辛温的，气味芳香。

芳香可以化湿，所以舌苔白腻的，加点藿香，可以芳香化湿，可以理气止吐，像坐车晕车，头晕又呕吐，赶紧开两瓶藿香正气水喝下去，很快就平复了。

藿香的叶偏于散邪，疏散风寒湿；藿香的梗偏于宽中理气。

草木都有这个特点，叶多疏散，它往外长的，比较轻。梗在中间，通人体躯干，所以可以宽中理气。

藿香生于水湿之地，却不会腐烂，化湿之功显著，它不单是芳香解表，还能调和中焦脾胃湿气。古籍讲，藿香芳香而不猛悍猛烈，就是说它这种芳香是非常平和的。

苍术的芳香是猛烈的，吃了容易燥，但藿香不会，所以藿香是微温的。

《本草图经》记载，藿香乃治脾胃吐逆之要药。

所以老是反酸、口苦、口臭，呕吐，喝酒伤了胃，可以用藿香打成粉。

现代研究，藿香里面有一种芳香挥发油，可以让胃蠕动能力加强，意思就是脾胃非常喜欢它，只要碰到它，那脾胃就会不断运化，就边运动边消化，它是能够让脏腑内运动功能加强的。

像这些芳香行气之药，大都可以提高脏腑内在运动能力，所以老年人脾胃不好，看到食物，没有冲动的，用藿香，为什么？芳香冲动。

所以芳香之品呢，会让你对这个食物有动力，干活也有动力，有劲。

所谓少火生气，壮火食气，这些温和的芳香之品，见效虽然缓慢，可是它持久，它不会耗气，也不会伤阴血。

《药类法象》记载，藿香去恶气，疗风水。

这个恶气，是四时恶气。像古时候官员被贬谪，会郁闷，心态不好，思念亲人而气结，再加上舟车劳顿，水土不服，亦可服用藿香正气散或者清瘟败毒饮。

《药性赋》讲，藿香其用有二，开胃口能进食，止霍乱仍除呕逆，所以胃口不开，胃纳不香的，用藿香可以开，开胃口能够进食，令食欲加强。

这个开胃口能进食，止霍乱可除呕，所以挥霍缭乱，可用藿香正气。

《本草再新》记载，藿香能解表散邪，利湿除风。

有病人说，他最近怎么头重如裹，昏昏沉沉的。

好，搞瓶藿香正气水，诶，一吃就出汗了，记住，要兑热水喝，它的芳香味，才会散出来，药散大都拌热水喝，才能散气，马上汗出解表，湿去阳生。

因为藿香是辛温的，升阳能除湿，譬如阴晦，非雨不晴，我们刚才就亲自见证到天地的神奇，一派阴云密布，晦暗的，这个暴雨下完以后，离照当空，就很清爽。

藿香正气水就是起到这个行云布雨之效，让阴雨天恢复晴朗的，它可以祛风除湿，什么意思？就像这个风神一样，驱这个风去，把湿给除掉。

芳香辛温之品，大都有祛风之效，风湿一除掉以后，关节痛就好了，头重如裹也轻了。

《本草正义》记载，藿香芳香清温，善理中州湿浊痰涎，唯醒脾快胃，震动清阳之妙品。中焦的痰浊、痰涎，像老年人，常口泛清水，吐痰浊，让他吃些藿香胶囊，吃下去就会好。

老师看到一位80岁的老人，舌苔都是腻腻的，每天要吐二三十次痰，他很郁闷，为什么呢？他一走过人家房子，人家跟他打招呼，不请他进去喝茶，为什么？他一进去喝茶，就恶心，等一下就吐出痰来了。他说他也不想，但就是止不住。

我让他去买藿香正气胶囊加陈夏六君子丸，这是老师将两个名药配在一起使用的，这个老年人为什么多痰？因为脾虚，为什么脾虚？因为湿盛。

你看这个土壤，它不下雨的时候，怎么会泥泞，下雨的时候，小雨它不会泥泞，大雨它就会泥泞。

所以一要除湿，二要健脾，三要祛痰，我用藿香正气胶囊除湿，用陈夏六君子健脾祛痰。本来一天要咳几十次的，现在咳几次就好了。

藿香乃善理中州湿浊痰涎之妙品，所以老师如果治疗这些老是泛清水，吐痰浊的，我会用理中丸，加什么？加藿香，是最有效的。

如果讲话口水都会漏下来，就用理中丸理中焦，再加藿香，降逆。

《药性解》讲藿香开胃口，进饮食，止霍乱，除吐逆。

看各类古籍讲解的藿香，共同的说法都是治消化系统消化不良跟反胃。

《景岳全书》记载，藿香，气不会很猛烈，它能够顺脾气，快脾顺气，所以有些人有坏脾气，要他服藿香正气口服液。

《景岳全书》记载，藿香能快脾气，让你脾气变得，爽快一点，不会那么纠结拧巴。所以藿香正气水，不单是局限于治疗简单的上吐下泻，它可以快脾气的。

《景岳全书》又讲，藿香开胃口，宽胸膈，进饮食，所以有些小肚鸡肠的人，可以用藿香，宽胸膈嘛。还有吞吞吐吐，老有东西，讲不爽快的，也可以用藿香。

藿香适用于不够爽快之人，思虑过度，纠结之者，它能止霍乱呕吐，理肺化滞，如果藿香配四君子汤，可以除长期的口臭。

藿香跟五苓散组合，可以治疗水肿。

藿香跟龙胆泻肝汤联用，可以治疗酒毒伤肝。

霍乱吐泻，虚脱垂死者，想要起死回生，怎么办？用藿香叶、陈皮，各半两，水两盏，煎成一盏，然后趁热服，这个出自《百一选方》。

小儿牙疳溃烂，就是牙龈肉溃烂出脓血，口又臭，嘴又肿，用藿香加点枯矾，擦到牙根上，它就会好。

《普济本事方》记载，用藿香打粉，跟牛胆汁或猪胆汁，糊成丸，服用可治疗鼻炎，这就是现在出名的藿胆丸，藿香配合牛胆汁或者猪胆汁，取藿香的芳化，将鼻窍打开来，再取胆汁的苦降，将鼻里的脓水排到六腑去，降浊。

所以鼻炎严重的，有鼻塞，鼻子里有脓水，脓水是黄浊的，我们就要用胆汁去降，鼻窍不开，我们就要用藿香去开。

《醉花窗医案》记载，管襄病了将近一个月，病好了，还没到一个月，然后就跟朋友们出去喝酒，喝完酒后再吃西瓜，突然觉得腹中绞痛，上吐下泻，然后他就请医生去看病。医生说，不用去看了，这是小问题，服藿香正气丸即可。

但是这个家里人迫不得已，硬要拉医生去家里，又是深夜，医生不得已也跟去了，见这个病人果然呻吟不已，腹中膨胀如鼓。

然后笑着说，这个就是小问题，还是藿香正气丸，帮他揉一下腹，然后服藿香正气丸，病人马上大泻，之后腹中膨胀就好了。

《续名医类案》上记载，有一病人，发热，通身上下都疼痛，呕吐，胸闷，怎么办？

医生说，这个是干性霍乱，用藿香正气散，挥霍缭乱，可以把叛乱平息，果然，服用以后就好了。

又有一个妇女，暑天吃完饭以后，有点渴，冷水舀起来喝下去，然后就去睡觉，睡到一半的时候，突然心腹急痛，手脚冰冷，想吐吐不出，想拉拉不出，绞痛得这胃像拧毛巾一样，整个胃都是扭曲的，脸都痛得变形了，叫绞痛垂死，像上绞刑一样，六脉都紧闭住，怎么办？

用藿香正气散，煎汤，然后服下去，再抠她的喉咙，吐出一半，然后另外一半，润下去，就好了，再睡下去就没事了。

所以你看，有些人吃东西，突然间着急吃到东西，觉得胸闷，我们叫壮食，或者生气以后，吃到东西，胸闷难耐，叫吃了压气饭。

不要怕，用藿香正气散，就正气来复了，病邪散去，叫藿香正气散。

有一怀孕的妇女，吃饭以后就发怒，发怒以后，突然间寒热往来，又呕吐，吃了两次藿香正气散，就好了。

《得配本草》讲，藿香配丁香，治疗吐泻，效果优良。

藿香配蔻仁，可以治疗饮酒口臭。

藿香配竹茹，可以治疗胃热而呕。

藿香配高良姜，可以治疗胃冷而食不化。

藿香配苍术、厚朴、半夏，叫不换金正气散，治疗山岚瘴气，四时瘟疫。

藿香配滑石、黄芩、茵陈，就是甘露消毒丹，专门治疗舌苔黄腻，湿热并重症。

藿香配半夏，小半夏汤。诸呕吐，谷不得下，就是说食物下不了，可以用它。

藿香配到保和丸里，可以增强保和丸消食化积能力。

藿香配到小柴胡汤里，口苦咽干目眩，胸胁苦满，默默不欲饮食的症状，都会大为减轻。

所以藿香是小柴胡汤的什么？是它非常好的助益，就是非常好的助手。

这个脾胃虚弱的，就湿气多，像这土壤一样，土一旦有坑了，它就会积水，人也是，一有虚弱了，就会留湿，不要紧，可以用四君子汤加藿香。

脏器下垂，用补中益气汤加藿香，可以提升。

吴茱萸

🦋 吴茱萸走小腹疗寒疼。

吴茱萸性温，大凡果实能够往下走，叶片往上发。

本乎地者，能够亲下。本乎天者，能亲上。

你看花和叶，喜欢向太阳生长的，升清阳，所以走表。果实种子成熟以后，是往地下掉的，是沉甸甸的，所以它要么走到下焦，要么走到肚腹，要么补精，要么暖脾胃，要么可以行气，要么化水，像小茴香、吴茱萸、川楝子，再配木香就是导气汤。

吴茱萸配川楝子，再配小茴香、木香，就可以行小腹气胀，疝气疼痛。

老师前面讲过一个案例，一个小孩子睾丸痛，痛得哇哇叫，这个导气汤服用一次就好了。

有些小孩子光屁股，睾丸被冻伤了，或者坐在这个湿水之地呢，湿气熏蒸重浊，致睾丸肿痛。将导气汤打成粉，做成导气散也好，挑一点服用下去，小腹睾丸处的气机就会流转，通则不痛，所以吴茱萸走小腹就是这样来的，专门治疗小肚子疼痛。而疗寒痛是说这种痛是受寒加重的，喜欢抱热水袋，喜温喜按，用吴茱萸效果比较好。

吴茱萸治虚寒头痛、虚寒腹痛、虚寒脚痛、虚寒关节痛。

所以温经汤用桂萸芎，即桂枝、吴茱萸、川芎。

川芎通上彻下，可以走子宫，暖小腹，还可以行胸肋，所以它是先导，像快递一样，无处不达。

然后再配桂枝跟吴茱萸，桂枝入心，吴茱萸入小腹，心脏火力足，小肚子暖洋洋，离照当空呢，驱散寒湿，地面干爽，经水温和，这个就是温经汤。

吴茱萸大热，它不是一般的温，它是大热，入肝、脾、肾三经为主，散寒止痛，降逆止呕，助阳止泻。

因为吴茱萸入肝经，肝经上达巅顶，所以遇寒加重的头痛，就用吴茱萸。

冷风冷空调一吹，痛得不可忍受的，吴茱萸配川芎，叫寒头散，可以使寒冷头痛减轻。

因为吴茱萸性大热，所以胃中泛清水，用吴茱萸加理中丸。

吴茱萸加黄连是什么汤？左金丸，左金可以平木，所以胃本不呕，胆木犯之呢，它就会上呕，用左金丸能降逆止呕。

土一般不往上冒，但是木去克它，它就往上冒，像这木铲一翘，这个土就飘起来。

所以用吴茱萸、黄连两味药，专门治疗木克土引起的泛酸。什么叫木克土？就是肝气犯胃。肝气怎么会犯胃？着急紧张，吃饭时三口并作两口，嚼东西的时候，嚼两下就吞下去，着急，那胃就拘急，它就不能蠕动。

胃的节奏是缓和的，你要用肝的速度去开胃，它就罢工了，像我们开拖拉机，你想用开宝马的速度开拖拉机，它就死机了，不动了。

胃喜和缓，你用肝着急的速度去吃饭进餐，它就会扭曲，会破坏它的蠕动规律，最后东西进不了，它就反胃给你看，它罢工了，不往下蠕动。

不要紧，这时我们就用吴茱萸降逆止呕，再用黄连治疗诸呕吐酸，呕吐酸水往上泛，属于热的，黄连味苦可以降胃。

所以两味药是治疗胃病泛酸的良药，特别是急性的胃病。

左金平木这个术语好多人不知道怎么理解，金是什么？有人说金是肺，老师认为金这里应该理解为肃降。

金就是降，所以黄连可以辅佐肺往下肃降，肺金肃降，则诸经之水莫不服从而顺行。

就是说黄连降心火相火，火降了，这个酸水就往下走。

吴茱萸除了降逆止呕，治疗胃寒泛酸水外，它还可以助阳止泻，它可以助下焦的阳，止住什么？寒泻。所以有一个汤方专门治疗大清早起来就腹泻的，四神丸治疗五更泻。

五更泻也不一定就正对五更，就是说晚上或天冷的时候，就拉肚子，叫灶底无火，锅饭不熟，拉出来的都属完谷不化。

有些小孩子，一拉肚子，拉的都是吃进来的食物，没有消化，应立马想到，脾肾两虚，灶底无火，这是五更泻，叫虚寒泻，那么我们就用温补助火的四神丸。

四神丸哪四味药？吴茱萸、补骨脂、肉豆蔻，还有五味子。

补骨脂，能够补骨髓油，它从肾入手，骨髓油像煤矿，补骨脂添煤，所以补骨脂它是"添煤油"的。

加吴茱萸、肉豆蔻，暖肝脾，补骨脂暖肾，三个脏腑同时火起来，五味子将这些火力收敛住，再将这个泄泻散乱的肛门提一提，将熊熊烈火集中一处。

第二天五更一起来，天蒙蒙亮，不腹泻了。

有一个最厉害的，他半夜总要起来拉肚子，每天都是半夜，拉完以后，回去才能睡个好觉。

理中汤，再加四神丸，两个合起来，不到十味药，三剂药一吃就好了，从此晚上再也不起夜拉肚子了。

所以老师就总结到，寒泻用这种温中方法就见效，叫助阳止泻。

古籍讲吴茱萸能散厥阴之风寒，所以吹空调头痛的，记住葛根汤要加吴茱萸，现在为什么葛根汤治疗颈椎病，效果没有以前好？第一个，桂枝没用到上品；第二个，葛根量用得不够大；第三个，现在多了空调，更冷，以前穿堂风都没有空调那么冷，所以多了风寒，风寒比以前更凶了，那么我们就要找出能够散风寒的妙品，就是吴茱萸。

现在治疗颈肩综合征，用葛根汤之外，还要加吴茱萸 5～10 克下去，它可以散厥阴之风寒，就是空调从空中一下来，吹到头顶，巅顶肝经所在。

吴茱萸燥脾家之湿，散肝风寒，燥脾水湿，这两句话，所以口流清水，大便稀溏，胃泛清水，可以用吴茱萸，它还可以减肥。

肥人大多脾虚湿盛，诸湿肿满皆属于脾，它可以燥脾湿。

所以四君子汤加吴茱萸，是可以治疗虚胖的，虚就用四君子汤，胖就是水湿，需要燥湿，就用吴茱萸。

吴茱萸芳香降浊，下气开郁，它是芳香的，所以它能够让浊阴下走，下气开郁。

它开的是什么？它开的是子宫的郁闷，所以有些人说，觉得闷得烦的，胸口都要快炸裂了，那你就要用枳壳破胸锤。

生气分为阴气跟阳气，你看阴里阴气的人呢，一生气，小肚子就不舒服，所以一生气小肚子不舒服的，逍遥散加吴茱萸；一生气，胸不舒服的，逍遥散加枳壳；一生气胃脘不舒服的，逍遥散加元胡。

吴茱萸性比较温，能够动火伤目，所以一般上有炎症炎热的，脾气暴的，要慎用，因为它是暖肝的，防止火上浇油，油上加火。

《神农本草经》记载，吴茱萸除湿血痹，就是说关节痛，可以用它，温经汤不单治妇人经水不畅，宫寒，不孕，它还温十二经，温一切经脉，治疗痹证。

所以有人说，他用独活寄生汤，腰痛还搞不好。

老师就会常跟他说，别像女人那样纠结，用温经汤吧，温经汤一换，这腰背痛就好了。

你们可以试一下，有些独活寄生汤还拿不下来的腰背痛，温经汤就可以，因为可以温通十二经脉。

独活寄生汤大都是温通腰背的经脉，还有督脉。

而温经汤呢，它是温通全身的。这个不单是治疗女子月经的汤方，它还可以温通所有经脉痹痛，灵活去加减。看这个跌损妙方，头寒的加羌活，后背要加乌药，胸中加枳壳，上肢就加桂枝，膝脚就加牛膝，腰背加杜仲，小肚子加小茴香。随机应变，随证治之，这个温经汤就可以达到治疗不同部位关节疼痛的效果。

有一妇女，她大腿疼痛，可是她来是调月经的，她说她要治疗痛经。

我给她开温经汤，她吃完温经汤以后，反映说，怎么每年冬天大腿要痛的，这两年都没痛了。

《名医别录》讲，吴茱萸去冷痰。

胸中有寒痰的老年人，特别是哮喘的，脾气又非常臭的，动不动就肝气来了，然后痰一口一口往上涌，用小青龙汤加吴茱萸，效如桴鼓，其效如神。

本身寒饮停胸，要用小青龙，而他这种寒饮呢，就是每次都动脾气，就肝木一撬呢，痰饮就从胃里头反到嘴巴来。

痰湿本来不往上走，因为肝气一动，它就往上走，一动怒，就脸红，就脖子粗，就头大，耳朵就嗡嗡作响，气上也。这时呢，小青龙汤再加吴茱萸，就把它运化下去了，这是好经验。

《药性论》讲，吴茱萸治心腹积冷，胃中凉气。

有些人觉得胃凉清清的，用吴茱萸加点干姜，打成粉，吃下去胃就暖洋洋的。

《本草衍义》记载，吴茱萸下气最速。

那种肚腹中有千千结的，就是说有些人他思虑过度，思则气结，又非常忧愁，杞人忧天，愁肠百结，又喜欢吃冰饮，冰会寒凝气血，一边气结，一边寒凝，叫寒凝气滞，此时非吴茱萸莫属。

用柴胡解不开，用香附也解不开，因为它们温性都不够，没法破冰，此时就要用吴茱萸，就是嘴唇发凉，手又发凉发白的，指甲月牙不肯生长的，四逆散合桂枝汤再加吴茱萸，搞定。

这个本来很忧愁，小事情都解不开，眉头紧锁的，一吃这个合方眉头就打开来，因为四逆散乃是治旁边胸胁的不开，桂枝汤能治前胸的不开，吴茱萸能走后面，到巅顶，整个阳气往上蹿。

《药类法象》记载，寒凝在咽喉，梗塞胸不利，下寒气，宽胸膈，用之如神，诸药莫如吴茱萸，各种药都比不上吴茱萸。

有些梅核气的妇女，老觉得咽喉有物吞吐不利，如果是梗塞硬的，要加威灵仙，可以软骨鲠。

如果她吃凉饮，或者碰到一些心寒的事情，她就加重。

好，看咽喉吹了寒冰，冷雾，发现喉管会缩小，有些人吃东西老容易呛到，半夏厚朴汤加吴茱萸，就不呛了。

老师在珍仔围村治病的时候，碰到有一位阿叔，他说他不是吃鱼，他是吃其他食物容易呛到，几乎三天两头就被呛到，呛到饭都放一边，吃不了。

为什么会呛？食物经过狭隘的管道就会呛，像车子，如果马路比较窄，车子就容易撞车，就会发生车祸。拐角处为什么要做宽大，因为再小一点就翻车了。

我说："你咽喉热胀冷缩，你是不是经常喝冷饮，冷茶，冰镇可乐？"

他说："对。"

所以喉管都萎缩狭窄了，老师一招就解决了，桂枝汤加吴茱萸，以及半夏厚朴汤联用。

为什么呢？心肺有病，鼻口咽，为之不利。

所以桂枝汤暖心肺，最靠近心肺的就是咽喉，咽喉一暖就变宽大了，所以桂枝汤又叫宽大为怀方。

然后再用吴茱萸，松通厥阴肝经，厥阴肝经它上能够达巅顶，下能够治小腹，旁可以开郁结，可以循咽喉而上，所以厥阴肝经一暖，咽喉就松解开来了，像春阳融雪。

所以他吃完这个方子，给我反馈的消息是，现在吃东西不呛也不咳了，不会梗到了。

有些人老容易梗到的时候，就要暖他的咽喉，所以吴茱萸是一个暖咽喉非常好的药，加桔梗下去，暖喉轮更好。

《药性赋》讲，吴茱萸其用有四，咽喉狭隘，气噎塞不通，一也。

咽喉狭隘，气噎塞在那里通不了，比如食管癌前期。老师认为，人有时候食量减少，是因为喉轮不开，胃不开，胃开窍于口嘛。

所以我们用二陈汤合四君子汤，开下面的胃，再用桔梗、吴茱萸开上面的咽喉，叫二开，开上开下。

治病像开关一样，只要洞晓穴位所在呢，开放它就好了，像改革开放，一开放呢，经济就活跃了，吴茱萸、桔梗，咽喉开放了，温胆汤、二陈汤，胃开放了，四逆散，胁肋开放了。

学到老师这方子，几乎常见的情志郁闷，饮食堵塞，寒凝气滞，统统会治了。

第二，吴茱萸能够去胸中冷气闭塞不利。

什么叫胸中冷气？心绞痛病人，一受凉，心痛就加重，心中绞痛，受寒受凉，用吴茱萸加点冰片，去开窍，或者加点菖蒲，心绞痛立马缓解。

有些病人说，他平时容易心痛，背痛，不要紧，桂枝汤加吴茱萸，菖蒲，丹参，血一活，痛就没有了，血一堵，这个痛就生出。

血为什么会堵？寒凝气滞，万物遇寒则凝，得温则行，吴茱萸能温经，温肝。

第三，脾胃停冷腹痛而不任，那脾胃停了这些冷食在那里，腹疼得都承不住了，就是说不能够任重道远，那肚腹承载不住了，冷痛。

所以吴茱萸可以治疗痛经，也可以治疗这个胃下垂。

第四，心气刺痛成阵而不止。就心中刺痛，一阵一阵的，胸痹，心胃痛，元胡、川楝子、吴茱萸一下去，治疗消化系统的各种疼痛如神。

因为吴茱萸温经通脉，不单温消化系统的经络，也温循环系统的经络。

《本草纲目》记载，吴茱萸开郁化滞。就是郁闷有积滞的，可以用吴茱萸。

《药鉴》记载，吴茱萸治吞吐酸水如神。

因为它可以顺直肝木之性，能让肝气下达，酸水随气升降，气升则酸水泛，气降则酸水收，所以吴茱萸能降肝气，使这酸水像退潮一样，能往下走。

所以人生气像潮涨，潮涨的时候很憋闷。吴茱萸汤加黄连一下去，就是潮落，潮落就好舒服。

《本草分经》记载，吴茱萸解郁杀虫，所以吴茱萸对于这些身体有虫菌的，效果也好，有些皮肤病，可以用，有杀虫之效，因为它的辛温大热是虫所畏惧的，虫不喜欢。

《仁存堂经验方》记载，多年脾泻，就是五更泻之类的泄泻，老人多见，此乃水土不服，就是脾肾阳虚，用吴茱萸3钱，煎汁加一点盐，口服就好了，不到一块钱的吴茱萸，它能暖膀胱，暖大肠，暖腰肾。

服完以后呢，肝脾肾同时得到温暖，它是种子，种子能入肾，它又擅长暖肝，它的辛温又可以温脾胃。

所以肝脾肾同暖以后，二便就分流了，就能泌别清浊，所以这个经验非常好。

《太平圣惠方》记载，小儿肾缩，肾主封藏，本来是好的，可是它受冷过后呢，封藏太过了，阴囊都缩到小腹里了。

怎么办？吴茱萸、硫黄各半两，跟大蒜一起研末以后，涂在肚子上，再用艾条熏，或者用蛇床子熏，阴囊马上就出来了。

有些小孩子阴茎睾丸发育不良，为什么发育不良？受凉，家长老让他坐瓷砖、坐地板，让他坐晒热的土壤的话，就没事了。

热胀冷缩嘛，缩就是发育不良，一个人矮小，发育不良，怎么办？好简单，吴茱萸，暖小腹，小腹是任脉、督脉、冲脉一源三岐所在，这里一暖，人就蹭蹭长高了，生殖系统各方面也发展健全，所以它可以治疗阴缩症。

李时珍的《濒湖集简方》记载，久治口疮烂口疮不愈，用吴茱萸打粉，拿醋调敷足心，一天就好了。这叫引火归元法。

但是吴茱萸要打得够细，要早睡，九点就要睡了，晚上敷下去。

有些人说："没效。"

"你几点敷？"

"我晚上一点钟才敷。"

早点睡，助肾收藏了，这伤口就好了，非常快。

火一归元，它就不往上面冒，所以咽喉痛、口疮溃疡、烂嘴角老不好，吴茱萸打粉调醋，敷贴足心，它就会好。

《食疗本草》记载，吴茱萸治牙齿疼痛，用吴茱萸煎酒，含漱，还可以加点冰片，穿透作用更强。

有一位贺老，他治疗一病人，50岁，这病人工作繁忙，常夜以继日，突发胸闷短气，在床上跌到地下，翻来覆去，肚子痛。

邻居听闻，赶紧过来，给他服用十滴水（中成药名），发现稍减，但还是痛，受不了。

然后贺老他就用前面医生开的吴茱萸汤，方子是对了，发现吴茱萸只有9克，病人吃了好不彻底，9克改为15克，吃一次就好了。

其他医生也会用药，也知道这是寒痛用吴茱萸汤，但是吃了三剂只是好转，没根治。

贺老给他用的吴茱萸9克加到15克，就好了。

他不会说前面医生不行，他来重新开方子。不，他在前面医生的药方的基础上再多下一点点，就像你前面打井打不到水，再打多三尺，就见水了。

小儿夜啼，小孩子晚上老是哭闹，又不爱吃药，药一到他嘴里就吐掉，怎么办？

夜啼，大都是心火上炎，用吴茱萸研成粉末，加醋调，贴敷足心，引火归元。

因为夜啼大都在晚上，晚上都有寒气，所以吴茱萸研末贴于肚脐，或者脚心，用胶布固住，温脏寒，马上火下行，以前叫水寒不养龙、水浅不养龙，就是说，老熬夜的人，肾水少，就会上火，可服用知柏地黄丸或六味地黄丸。

水寒不养龙，就是说老吹空调以后，老容易上火，动一下就上火焦躁，不要紧，服用吴茱萸汤，或者用吴茱萸贴肚脐跟足心。

吴茱萸能开腠理，所以到割麦的季节呢，有个孩子被麦穗划到，皮肤瘙痒不止，发红，晚上翻来覆去睡不好，然后就用吴茱萸 15 克，硫黄 10 克，冰片 3 克，打成粗粉，泡到茶油里头加热，拿来擦患处，就好了。

所以吴茱萸是皮肤黄水疮、湿疹之要药。

如果妇人阴痒，吴茱萸 15 克，明矾 15 克，食盐 10 克，水煎，拿来熏洗，止痒极效。

就止痒的效果非常好，为什么呢？湿邪去，则痒消除。

《得配本草》记载，吴茱萸得硫黄、大蒜，涂到肚腹，可以治疗小孩子肾缩，阴囊萎缩，就是发育不良。

吴茱萸得茯苓，可以治疗痰饮在胸中。

吴茱萸得盐水，可以暖膀胱治疗脾泻拉肚子。

吴茱萸得干姜、黄连，可以治疗干呕吐酸。

吴茱萸得橘皮跟香附，可以治疗肾寒，气上逆。

吴茱萸配合黄连，可以治疗下痢，水泻，或者反酸。

吴茱萸加醋调，贴足心，可以治疗口舌生疮，咽喉肿痛，虚火上炎。

吴茱萸配补骨脂、肉豆蔻，可以治疗五更泻。

吴茱萸一般陈久者比较优良。

药物不是样样留得越久越好的，有些是越新鲜越好，但吴茱萸可以留久一点。

山茱萸

 山茱萸壮腰肾以涩精。

山茱萸是酸涩的，收敛，所以脱汗、漏精、滑脱可以用。

山茱萸又名山萸肉，一定要把中间的核去掉，只留果肉。因为核大都走泻，滑的，像金樱子。如果没有把那些子去干净，吃进去会滑精的，本来要涩精的，要收涩的，吃下去反而滑得更厉害。

山茱萸是补肝肾之要药，像六味地黄丸、左归丸，都会用来补肝肾，益精血。

《草药歌诀》记载，酸涩收敛。酸涩的东西，有收敛作用。

所以张锡纯常用山萸肉进行急救，他用量非常大，常常是50克、80克，甚至100克。

张锡纯认为，山萸肉的固脱之功，不亚于独参汤、参附汤。

如果能止住漏精，元气就会像升降梯一样上去。

所以有些懒人，不爱练功，那就吃山萸肉，吃下去，可以让你收敛功夫加强。

《神农本草经》讲，山萸肉，酸平，能主心下邪气，能够主寒湿痹。

为什么一些寒湿痹痛可以用山萸肉？不是要用吴茱萸吗？

吴茱萸治寒湿痹痛，机理是什么？吴茱萸气味辛辣浓烈，像辣椒一样冲开来，你堵住我，我给你通开来。

山萸肉治寒湿痹痛是什么机理？山茱萸是酸的，你看寒湿痹痛了，血脉会变什么？变硬，变板结。

所以为什么叫痹？痹就是动不了了，正常血管是一舒张一收缩，非常灵活。

一旦遭受寒湿邪后，它舒张收缩范围就变小了，像心脏，年轻人是砰砰砰，舒张收缩很厉害的，老年人呢，老年人就啵啵啵，像秋后的蚱蜢，天冷的知了。

所以山茱萸，你们记住啊，它的酸是什么？欲进先退，欲张先收，欲升先屈，它能一下子让血脉收缩，比如你一吃酸的，会有什么反应？整个人好像缩成一团。

山茱萸一重用，血管会全部收缩，收缩以后呢，静脉血全部被挤回心脏，血管一收缩，血气聚回来，然后再喷出去的时候，那些痹痛就被冲开来了。

如果说吴茱萸是跳起来，那山茱萸就是蹲下去。

山萸肉是酸敛的，让你握得更紧，蹲得更低，血管收缩得更狭小，可以将血挤出去。

吴茱萸、桂枝这些辛辣的药，有助于让血液喷涌到四周去。山茱萸能酸收，跟白芍可以把血回收到心脏来，一回收，再一喷。所以桂枝汤中，白芍把静脉血回收进来，桂枝把动脉血喷出去，一来一回，关节痹痛就好了。

如果你光用桂枝，不用白芍。

你试试看，用久了会觉得怎么老是没劲啊，壮火食气嘛，要加点白芍进去，酸收一下，把元气收敛收敛。

这样去区别药性跟药物，老师在大学期间也没有听到过，所以你要自己去悟，我是这样去领悟寒湿痹症的。

凡痹症必血脉僵硬板结，一个用辛辣的拓宽它，一个用酸敛的收敛它，总之不要让它平平的。

《药性论》记载，山萸肉治脑骨痛，即脑里骨头痛，它可以入肝肾经。

肝经上达巅顶，肾主脑髓，所以它有助于肝经的放松，松则不痛，山茱萸跟白芍一样，有助于放松肝经。

山茱萸可以治月水不定。这个月经不定，用山茱萸可以稳定。

它可以疗耳鸣，六味地黄丸有山萸肉，可添精髓疗耳鸣。

还可以除面上疮，可以止老人尿不节，只要是你想去厕所，但是还没到尿就已经出来了，那么就用金匮肾气丸，方中有山茱萸。

《日华子本草》讲，山茱萸暖腰膝。

所以腰椎间盘突出，还有膝盖以下脚抽筋，可以用山茱萸。

《药性解》记载，山茱萸能够通邪气，逐风痹，就风寒湿痹邪气，它可以通开来，像醋一样，可软化血管，血管变柔软了，痹痛自然就散了，酸可以溶解这些痹痛硬结。

山茱萸，酸涩收敛涤污脓，它可以破微，破微细的一些小结块，如乳腺增生、肝囊肿等，它酸的可以涤污脓。

山茱萸味酸可以融化结滞，像老母鸡肉煲不烂，抓一把山楂进去，一煲就烂了。像子宫肌瘤、肝囊肿，肿块硬硬的，吃点酸的，所以吃保和丸，再加上大山楂丸，用久了，都可以消掉子宫肌瘤。

老师不是讲笑话，就很简单的药，用好了可以治妇人的疑难杂症如子宫肌瘤，但是要久服常服，服完以后呢，要运动锻炼，你不能说，我光下洗洁精，但不洗洗刷刷，它会干净吗？不会的。马桶好脏啊，洗手池好脏啊，好，我就把柠檬汁或者醋倒下去，然后你自己溶吧，我不洗，它照样不干净。

所以服保和丸跟大山楂丸以后呢，还需要练六式长寿回春功，或者圆运动养生功法，或者八段锦、六字诀、五禽戏。每一样，你只要练到身体微微出汗，持续发热一小时，都有效果。

《药性解》记载，山茱萸可通九窍，除鼻塞，所以鼻息肉可以用它，苍耳子、辛夷花、薄荷、白芷，再加山茱萸，可以通鼻塞。

山茱萸疗耳聋，耳朵嗡嗡作响，因为它能固精髓。

《药鉴》记载，山茱萸能兴阳道，就是有助于身体的宗筋生长，什么叫做宗筋？生殖器。

有些人天生生殖器萎缩，如女性子宫畸形，男性阴器狭小，为什么？肝主宗筋，阳明主肌肉，所以用补中益气汤，补肌肉，再加山茱萸，去伸张收缩它的筋，筋就会变长。

这子宫畸形的，就会慢慢地变得饱满；子宫内膜偏薄的，就会变厚。

《医学衷中参西录》记载，山茱萸能收敛元气，振作精神。

张锡纯解释山茱萸的时候，提到一句话叫"天道贵涩"，它能收敛元气，振作精神，元气一收敛，精神就振作了。

固涩滑脱，而木气最厚，收敛之中带条达之性，所以能通九窍畅血脉，治肝虚自汗，胁痛腰痛，中风萌动，敛正气而不敛邪气，它能将正气收敛，又不会敛邪气。

所以张锡纯临证数十年，屡次实验中，得一救脱圣药，其功效远胜于人参、黄芪，自古及今，未有发明，善治滑脱者，无他药可以比拟，即山茱萸一味，需要大剂量煎服，无论上脱，下脱，阴脱，阳脱，男脱，女脱，只要奄奄一息，危在目前的，用生山茱萸的肉3两，急火浓煎一大碗，连连温饮，其脱遂止。

比如，有些人在田里干活，干着干着突然间脱力了，扑通一下倒在地上，动不了了，赶紧浓煎山茱萸，灌下去，傍晚喝完后，诶，那力就回来了，叫回力。

药中回力，它可以让你的力量回收回来，就是你散掉的力量，你看干活干得过度，像脱力了。有些人用脑写书，或者做文章，或者工作做到脑脱了，什么叫脑脱？记忆力不行，脑子像奔马一样散出去，收不回来。

晚上赶紧熬一碗山茱萸，加点糖进去，因为太酸了，有时候吃不了，加点糖下去，酸甜酸甜的，喝下去，这个神就收回来了，一收回来，不跑了，这个觉就睡好，所以山茱萸可以治失眠，就是这个机理，酸收酸进。

老师发现呢，这个酸枣仁价位高了，我们就用山茱萸取代它。将山茱萸加到古代的脱力汤里，脱力汤是什么？仙鹤草、大枣。又叫仙枣汤，仙鹤草50克，大枣7枚或12枚，再加20～30克山茱萸进去，这就是回力汤，专门治什么？治脑力劳动、体力劳动后，气脱力脱，觉得声音低馁，腿脚沉重，精疲力尽，手软脚软。

我们再看，张锡纯乃用山茱萸的神人也。

古往今来记载运用山茱萸的典籍，莫过于张锡纯。山药、山茱萸都是张锡纯用得最好的。

张锡纯有个门生叫万某，他治疗过一壮年男子，这人老是骂自己妻子，跟邻居也吵架，屡因恼怒，腹中作痛，其他医生用行气活血、消食化积之药，皆不效，脉一摸下去，左关脉都弱了，没力量了，他发怒怒到身体虚弱。乱发怒，精神就会虚疲，这个壮汉，因为常年发怒，身体变得弱奄奄，手都举不起来。

此乃久怒伤肝，肝虚不能疏泄，木不能疏土，那脾土就板结，就动不了，因此腹就痛。

你看，肝硬化，首先见哪个部位水肿？大腹，所以叫肝硬化腹水。

肝硬化怎么肝不水肿？肿这个肚腹？因为肝硬化，肝的功能没了，它就疏不了土，土就板结。

所以土的问题呢，要寻到木去。

万某知道这是肝虚，没有力量去疏泄，马上用山茱萸2两，稍佐以丹参、当归、柏子仁，数钱而已，让男子连服数剂，腹痛遂愈。从此以后，但见左关脉微弱没力，人又善怒发怒的，气又不能回收的，投此方皆效，优于四逆散。

所以你遇到一个人老生气，你切他脉，肝脉是没有力量的，就用四逆散加山茱萸，可以回力，如果肝脉气很强的，不用也无所谓，因为他力还没有脱。

这是动怒腹痛的，再看痰喘，有一个人40岁，感冒以后，不断地吐痰，走平路都喘气，气吸不上来。最痛苦的是，四肢发凉，大汗淋漓危在旦夕，张锡纯说，用山茱萸肉4两，武火煎汤后直接饮下，结果大汗淋漓收住了，气喘吁吁停止了，然后再添水服下，第二天就好了。

四肢也转温，一剂药而已。遂汗止喘定，四肢厥冷就恢复了。

所以，收敛精气神莫过山茱萸。

看第三个案例，汗脱之证。张锡纯的同族人，他堂哥的妻子生完孩子后，十多天，大汗不止，汗好像水龙头没有关一样，哗哗哗往外漏，四肢还抽搐，这是汗多以后，血虚生风。

汗血同源嘛，汗出多了过后，血就少，血一少呢，这个精得不到濡养，就开始动摇。

急用山茱萸跟山药，各2两煎汤，服用，一剂下去，汗就收，两剂全好。

所以你们记住，重剂量用山药、山茱萸，用3～4两都好，总之就是大汗淋漓，气喘吁吁，吃下去，立收，它的这个固脱之功，真的不可思议。

有一位安俊逸先生，读了张锡纯用山茱萸治脱的经验思路后，受到启发，他自己就去尝试，看是不是如书中所言，临证试效。

有一工人27岁，经常流精，精脱，心慌气短，面色苍白，四肢不稳。他就用山茱萸100克煎汤，然后服用，发现服完以后，出汗减少，精脱也好了，血压也恢复正常，心慌气短也好转。

所以一味山茱萸可以治疗遗精、滑精、精脱。

我们再看液脱。一18岁的农民，暑天劳累过度，吃东西不消化，拉肚子，三小时内拉肚子十多次，呕吐三次，手脚都发凉，心慌心悸，急用山茱萸，因为这种属于液脱，三小时拉十次，身体还有水吗？没有了，拉干了。

急用山茱萸120克，浓煎，半天，面白转红，心慌转定，呼吸急促转平稳，四肢冰凉转温暖，上述症状消失，血压正常，后来还有一点大便溏，再用藿香正气散收回来，好了。

所以应急固脱，莫如山茱萸。

无论是气脱、血脱、精脱、液脱，凡是固不住的四脱证，就用山茱萸。

山茱萸固涩滑脱，收敛元气，振作精神。

人参、黄芪、附子、肉桂、老干姜，抢救都用这些，鲜有用山茱萸的，笔者体会，山茱萸确实乃救脱良药，如果看得到的津液、水脱离以后，无形之气暴脱，大剂量一煎服，多次饮用，可以收到立竿见影之效。

这个像什么？像生脉饮，人参、麦冬、五味子。只用人参、麦冬试试，看看它回力怎么样，发现回力普通；加五味子进去，一下子回力就深厚了，马上收住了。像壁虎一样，它有力爬，但不一定爬得上墙壁，掌上有吸盘的，才爬得上。

所以不是说光有力量就行的，像人参、附子、肉桂、老干姜、黄芪，这些药都好有力量，叫补气阳五虎将，但并不是有力量就能固得住。

生脉饮展现的就是人参补气，气能生血，所以补气血，麦冬补津液，精液互生，所以人参、麦冬就是补气血津液，再加五味子，把气血津液固住。

现代研究发现，山茱萸可以调节免疫力功能，降血压。

如果命门火弱，要加肉桂、附子。

如果肾精不够，可以加熟地。

如果脾虚泄泻，刚才讲了，可以山茱萸配山药。

如果碰到腹痛、腹胀，山茱萸补肝，可以配四君子汤。

如果头晕目眩、腰酸耳鸣，山茱萸就配六味地黄汤。

如果碰到尿频尿急、夜尿频多、腰膝冷痛，就用肾气丸，里面有山茱萸。

如果崩漏下血，月经过多止不住，山茱萸、黄芪跟龙骨相配。

如果大汗、汗漏、汗脱、山茱萸要加人参、附子，或者单用都能起到良效。

急则治其标，无形之气当急固，所以人参固气，加山茱萸就更加固秘，就像这个城墙，砖加水泥一样，粘固了，有砖还不行，还得要加水泥。

固若金汤，山茱萸。

第48讲

豆　蔻

🦋 豆蔻、砂仁理胸中之气食。

豆蔻跟砂仁，可以调理心胸中的气滞跟食积。

豆蔻分有三种：白豆蔻、草豆蔻跟肉豆蔻。

肉豆蔻是暖肾家之火的，可以治疗寒泻。

草豆蔻、白豆蔻，可以暖脾家中州之火。

所以一个暖在下焦，一个暖在中间，而"豆蔻理胸中之气食"，属于中焦，又后面有讲"白豆蔻开胃口而去滞"，所以本篇偏于讲草豆蔻。

它能温中行气，中，一个中焦，一个胸中，脾主中焦，所以可燥湿运脾，能够助胃消食，增强胃动力。

有一位大江村的老人，他有一次坐在树下，我路过那里，我看到他眉头紧锁，就问他何故忧愁？

他说："我以前没得吃的时候呢，很想吃东西，什么都能吃，现在呢，有得吃的时候，看得见，却吃不到，就看到满桌都是好菜，却吃不下，所以人生真是苦。"

然后我说："你这个是脾胃动力不足。"于是随手就写了处方香砂六君子丸加草豆蔻、陈皮，再加藿香，这可以醒脾的，它们都是芳香的，芳香冲动，让胃动力加强。

结果吃完以后，舌苔白腻退掉了，胃口起来了，见食则喜，以前见食平平淡淡，喜悦不起来。

见食则喜，因为你的脾胃蠕动力加强，所以饭量上去，精神也好了，草豆蔻有强大的促进胃蠕动的作用。你们回到家里，看到老人，胃呆呆的，脾胃动不了，人也没劲，吃饭的时候吃不下，可以用。

脾主意，意志的意，也主欲，欲望的欲，这时通过陈夏六君子，增强脾胃的消化能力，配藿香、草豆蔻，芳香冲动，胃下垂都会减轻，胃壁黏膜由薄变厚，这个方子可以厚肠胃，培土嘛，这是一个好经验。

在明朝以前，老百姓将草豆蔻当作调味佐料，只要吃了生鱼片，凉冷的东西，配点这个佐料进去，胃就暖了，助消化。

《名医别录》记载，草豆蔻温中主心腹痛。

《药性论》讲，草豆蔻单用，能主一切凉冷之气。

一般的形寒饮冷伤肺，草豆蔻通过暖脾胃，土能生金，让肺加强，所以那些老打喷嚏，流清鼻涕，鼻塞，用嘴巴呼吸的人，都需要吃一点暖脾脏的，四君子汤加草豆蔻。天气变冷，就会加重的病，或者人听了冷言冷语，冷了心，也可以选择草豆蔻。

黄元御说草豆蔻能够推陈宿，陈旧的积滞，它可以推宕掉，尤其是舌苔白腻的。

草豆蔻、香薷、砂仁三味药，号称退舌部水滑苔妙品，如果舌苔干厚如积粉，像打了一层粉一样，那要用什么？用达原三药，即草果、槟榔、厚朴。

《本草衍义》讲，草豆蔻性温，调散冷气。

草豆蔻可以将冷气给调散掉，所以手足不温的，我们常用四君子汤合四逆散加草豆蔻，一般年轻人手足不温，大都是郁闷，血没放出来，中老年人手足不温大都是体虚，脾胃生化无源，所以用四君子汤，培土补虚，四逆散疏肝解郁。因为人体手脚力量必出于中焦，手脚如轮，脾胃如轴，轴动则轮行，轴滞则轮停，所以四君子汤加四逆散，就是拨动这个轮轴，然后豆蔻就是调散冷气。

有人服食凉饮后，胃口收缩，就是贲门狭窄，症状表现为呕吐，食物又吞不下，不能大口吃饭，为什么？形寒饮冷伤肺，而贲门离肺是最近的，在食道下面，食物是往胃里输送的，吃凉的，它首先就收缩了。所以刚开始吃凉的，还能吃多点东西，吃一段时间冰凉的东西以后，发现胃变小了，饭量变小了，所以没有一个女孩子长期吃凉的，胃口不下降的，胃口一下降，气色就不好，就开始长暗斑，推陈出新能力变弱了。

所以草豆蔻通过温中散寒，可以让胃口变大，所以它善去脾胃中寒。

《药性赋》讲，草豆蔻其用有二，一去脾胃积滞之寒，二止心腹新旧之痛。

脾胃积滞的寒邪，跟肚腹痛时，按穴位足三里，这个草豆蔻就相当于足三里，可暖胃家之冷。

《药性歌括四百味》讲到，草豆蔻辛温，治寒犯胃，作痛呕吐，不食能食。

老师就观察到草豆蔻有回春之功，回春是什么？春暖花开，就是回暖，它可以让狭小的胃口，扁窄的肚量，计较的心胸呢，都变得舒坦开怀，积极乐观。

《本草纲目》讲，草豆蔻治病，大都取它除寒燥湿，开郁化食之功。

岭南瘴疠比较多，如上吐下泻、呕吐吞酸、反胃痰饮，可以大胆用草豆蔻，可治消化系统的百病。

古人讲草豆蔻能够杀鱼肉毒。老师觉得这时代，你试着按老师的想法去配化食丹。就是经常在外面喝啤酒、饮料，吃海鲜、零食、瓜果，乱七八糟的东西吃进肚子里，消化不良，但是应酬又得硬着头皮去，不要紧，可以服点化食丹。

化食丹，首先要解鱼虾蟹毒的是什么？苏叶。

要解这些寒湿冷积毒的是什么？用草豆蔻。

还有解冻肉、冻果，这些冰冻之物毒的是什么？砂仁，暖中焦的，或者山奈，或者山姜、生姜，都可以。

所以生姜、山奈、草豆蔻、苏叶，这些药可以消解这些冻肉、冷食、凉饮，乱七八糟的积滞，以上几味药各等分，打成粉，装在罐里头就是化食丹，出去外面吃饭，把胃折腾坏了，挑一两勺，早上用温热水送服。

胃暖洋洋，食欲就开了，再服完后，千步走。

经常吃冻鱼、冻肉、冷鱼、冷肉的，可以服用草豆蔻。

《药性解》记载，草豆蔻性燥，在用的时候，要注意，真的是湿证的，湿者燥之，舌苔水滑，你闭着眼睛，这些芳香化湿的药，就用了，像藿朴夏苓汤，藿香、厚朴、半夏、茯苓，再加上草豆蔻。

《本经逢原》记载，因为久湿成郁而得病者，用草豆蔻神效。

经常久坐，久坐了湿邪就往下沉，沉了人就好郁闷。所以对于办公室久坐人群，用草豆蔻简直就是神秘好帮手。

形不动则精不流，精不流则气郁。这句话就说明了形体的委屈，憋屈，歪七扭八会导致气机的堵塞，进而引起精神的疲乏。

所以现在为什么那么多郁闷人群，一部分原因就是久坐。

因为人如果形不正就精不流，精不流则气郁，气郁就会烦躁，书就读不进，就会动情绪。

将身体脊柱等各方面调正以后，精气流通就会顺畅，顺畅以后，身体就会疏调，疏调了，做事就不知道疲累，而且有喜乐感，事情又可以做得很妙。

所以古人是通过调形，进而调气、调神的效果。

现在好多湿郁的疾病，郁用什么？四逆散。湿证用四君子汤或六君子汤。如果既湿又郁呢？那就要用草豆蔻、砂仁，为什么呢？草豆蔻既能燥脾湿，也能行肝郁，芳香嘛，主冲动，肝是最冲动的，所以它可以行气，像木香、草豆蔻，都是集疏肝行气、解郁破郁，跟健脾除湿于一体的。

像这类药，要非常重视，将砂仁跟草豆蔻磨成粉，放在家里，叫什么？消食散或者化食丹，专门消化食物积滞，还叫久坐灵丹，久坐了脾胃必郁闷，可以用。

《史载之方》有个豆蔻丸，治疗小孩子五脏寒冷泄泻不止，用草豆蔻一枚，剥开，加进一点乳香，再用白面裹住，慢火把它烧熟。

然后把外层的皮掰掉，不要了，里面的东西打成细粉，用米汤送服，或者炼成丸，吃下去，肚子就暖洋洋，不再拉肚子了。

所以草豆蔻治脏寒，就是这样来的。

《肘后方》记载，草豆蔻能香口辟臭，让你口气变得香，让你的臭气减少，所以叫口臭散。

用草豆蔻跟细辛研粉，少剂量喷到嘴巴里，可以治疗口臭。

《仁斋直指方》记载，如果喝酒以后脾痛胀满，就是中焦胀满，草豆蔻粉吃下去，可以化掉。

我们看，赵守珍的《治验回忆录》记载的呕吐腹痛的治疗经验。

50岁的刘某，平时喜爱饮酒，数月来肚腹痛，稍微凉一点，痛得更厉害，像哀鸿遍野一样，在那里哀叫。

怎么知道他这个痛的证型？问他喜欢喝什么？

痛喜热饮，痛为寒。痛喜冷饮，痛为热。

他说他喜欢喝热水，好，这是胃中寒。

可是用理中汤后，稍安，并没有大的转变，一想到理中汤只能理脾胃之寒，此人长期嗜酒，湿气应该很重，光能散其寒，而不除其湿，就像狼狈为奸，你光把狈打掉了，狼没打掉，它还要过来的。

所以寒跟湿，常常狼狈为奸。

一看他舌苔白腻，果然是湿邪无异，所以不单是寒，还有湿为患，光寒理中丸早就把他治好了。

然后立马改用厚朴温中汤，里面就有厚朴、橘皮、甘草、茯苓、木香、干姜跟草豆蔻，就这几味药。

温中暖宫，发现一剂吃完，连连放屁，身体眩晕，这是药物排病反应，攻冲，然后雷鸣，随即吐出痰饮，大便小便增多，最后胀满就得到消解，再吃第二剂诸症若失。两剂，治疗长期喝酒以后，脾胃寒湿攻冲。

这个案例给我们一个很大启发，用理中丸，居然理不了中焦之寒，原来是还有湿，那就要用厚朴温中汤，所以理中丸是以理这个中焦的虚寒为主的，如果是寒湿，你就要用上厚朴温中汤。

差一字，效果天壤之别。

虚寒，要温补。寒湿，要温化。

怎么辨虚寒还是寒湿？伸出舌头来，如果舌苔偏白腻，他肯定是寒湿了；舌苔偏白，舌淡胖，虚寒为主。

有个结肠癌病人，60多岁，经常腹胀满，多日不解大便，经常感觉腹部膨胀欲死，呼吸都要断了。医院医生尽全力了，还是治不好，于是家属找到了一位老中医。

老中医见这病人面无血色，手足冰凉，腹满膨胀，大小便都没有通，非常危急，一切他的脉，沉紧细小。

老中医马上说这是寒邪伏在身体，冰伏寒邪，怎么办？大建中汤开两剂，去破冰。发现两剂大建中汤下去呢，居然像泥牛入海，没感觉。

就寒冰的时候呢，你生起两把火来，他还没感觉，还没动，然后呢，迅速改为厚朴温中汤，让这中焦升起小太阳。

老师跟你们讲，厚朴温中汤叫中焦小太阳。

服用下去以后，马上肚腹由胀满变为宽松，半小时后，肠蠕动力加强，泻下稀水大半桶，遂觉宽胸，疼痛消失，感觉从未有过的舒坦，精神振作，最后，身体正常恢复，居然看不出她是结肠癌的病人，带病延年了。

你们要把厚朴温中汤记好，它为什么叫厚朴温中汤？

因为它含有行气的厚朴、陈皮、木香三味药，气行则湿化；又含有温暖肚腹的干姜、甘草、草豆蔻三味药。三味行气的，三味暖中的，叫行气温中，再加一个茯苓，分化水湿，给邪以出路。

温化以后，三焦湿行代谢，就跑到膀胱去。

所以这六味药呢，是行气暖中的代表。

《得配本草》记载，草豆蔻配合干姜之类的药，可以暖脾寒。

草豆蔻配砂仁，可以治疗大便泻。

草豆蔻配茯苓，可以治疗小便多。

草豆蔻配合陈皮可以治疗不能食。

草豆蔻配知母，可以治疗疟疾瘴疠。

草豆蔻配山奈、高良姜，可以治疗胃寒，食不化，胃动力下降，因为芳香冲动。

草豆蔻配这些生姜、半夏，可以治疗寒呕，就是吃凉的，然后呕吐。

吐出来的东西，怎么知道是寒呕，就是吐出来的东西呢，没有消化。

草豆蔻配吴茱萸、槟榔，可以治疗寒湿脚气，槟榔能够下堕气于脚。

草豆蔻配吴茱萸、生姜、大枣、人参，就是吴茱萸汤，可以治疗寒邪困脾，导致的头冷痛。

头部冷痛呢，吹到一阵风就冷痛得厉害的，厥阴为风木之脏，要暖肝寒，用吴茱萸汤，吴茱萸汤四味药：吴茱萸、生姜、大枣、人参。

口中泛吐清水清涎，可用草豆蔻配益智仁、砂仁。

益智仁可以摄唾，让你的唾收回来。

小便清长，草豆蔻可以配金樱子。

脾胃动力不足，饭量变小，草豆蔻配四君子汤。

如果痰饮很多，咳吐出来一口一口都是清稀样的痰，草豆蔻加二陈汤，二陈汤治疗胸中痰饮效果良，草豆蔻加强这个温化痰饮的作用。

如果是口臭、口浊，草豆蔻跟细辛（细辛不过钱，细辛的量要非常小）为粉，组成口臭散。

草豆蔻烹调可以做调味剂，可以去异味，增加香味，将草豆蔻、砂仁、胡椒、花椒、做成香料，可以调到菜肴里头，你吃素的就调点这个香料进去，因为偏凉以后，胃会下垂，吃点这些温中的，胃就会上提。

第 49 讲

砂　仁

🕊 豆蔻、砂仁理胸中之气食。

砂仁跟豆蔻的功效大同小异，都能化湿和胃，健脾理气。

广东阳春的砂仁为上品，叫阳春砂，又叫春砂仁。从前流行瘟疫，很多牛感染后死掉，但是唯有这片山谷的牛健壮肥美，丝毫不受瘟疫的影响，好像是有天然的抵抗力，只要牛在这片山谷里，就很少得病。后来有当地的草医出马一探究竟，果然，遍山谷长满砂仁，然后牛吃杂草的时候也把这个砂仁叶子吃进去了，吃完以后就暖胃，牛瘟过来，牛没被感染，平常得病也少了。

于是得出结论，砂仁是辟瘟丹，可以健脾胃助消化，可以匡扶正气。

消化好了胃口好，胃口好了正气足。

广东低处湿地，十大名药里头，有过半都是燥湿行气、健脾的名药，如新会的陈皮，阳春的砂仁。

一般植物结的果在哪里？在树枝上，砂仁结的果呢？在树下。单独长出一个茎，这个茎不长叶子，直接开花结果，这叫附根而生，随着它的根就生出来了。

所以砂仁跟其他芳香药不一样，那些种子长在枝头的方向上，都往上走，

102

砂仁的果实长在根部，它往下走，所以砂仁还有一个名字叫缩砂仁。

缩是什么？缩就是纳，放是什么？放就是吐。所以放缩，就是吐纳，砂仁可以纳气，归丹田，人体的根就是丹田命门，就是肾。

下丹田是一源三歧起始的部位，妇科要病就从这里出来。

这根养得好呢，人是很强壮的，炼成丹田混元气，走遍天下无人敌。

砂仁与其他芳香类药不同，能走下焦。它被拨开以后，有很多小的沙粒样的种子团，一包一包的，像石榴一样，故名砂仁。

砂仁味辛，性温，暖脾胃，还暖肾与命门，化湿和胃，温脾止泻，还可理气安胎，非常安全，有胎的都可以服用，安胎，你就知道它有多么地平安。所以无论老幼都可以用砂仁，人体就是胎息，即肚脐周围的吐纳，所以虚喘的时候，用砂仁。

老师碰到一位肺结核的老人家，他已经处于严重阶段了，他说走平路时气都吸不下，楼梯更没法上，他说现在60多岁，就要拄拐杖，觉得好丢脸。被病折腾了十多年。请我帮忙让他不用拐杖都可以去闹市去买东西，又不会气喘吁吁。

我让他用这五样东西：花椒、胡椒、姜粉、砂仁、山奈。打成粉，装到罐里，早上喝粥的时候，挑一调羹。

他发现只要挑半调羹到一调羹吃下去，吃完以后呢，他不想久坐了，他以前吃完饭，必须要坐一两小时，看一下电视，才去其他地方，现在他吃完了就想走。

芳香干什么？芳香冲动，有冲劲了，才能够动起来了，腿脚有力了，叫芳香冲动，你有劲了，万物负阴而抱阳，冲气以为和，它有这团冲气了，像火箭炮有了冲气，它可以到空中去。人因为腿脚有冲劲，有动力，所以可以健健康康过生活。

砂仁能暖肾，肾主腰脚，所以他脚跟热热的，以前睡觉非把脚都盖得严严实实不可，现在把脚露出来也没事，阳气足了，敢露出来了，敢走动了。

人活一口气，就看这口气能不能呼到底，呼吸到底，缩砂仁就能纳气归肾，归丹田，归脚跟，归底，叫彻法源底。

比如说最近老觉得心慌气短，搞点酸枣仁、龙眼肉来吃，神安下去了。最近怎么觉得呼吸气不能归田，好辛苦，纳不下去，人好容易烦躁，就搞点砂仁来。

一下纳气归田，人就不烦了，鱼龙到深渊去，就静悄悄。水浅不养龙，跑出来了，它就要乱天下，最近怎么容易发火，搞点龙骨、牡蛎，镇一镇，各50克，往下一镇，它就不动摇了。

砂仁，古籍称它为醒脾调胃要药，和中消食妙品，砂仁跟木香是中焦气病滞塞最佳黄金拍档。六君子汤可以治疗脾虚，如果脾虚以后，气滞又堵塞，要加木香、砂仁，叫香砂六君子汤。

《药性论》记载，砂仁，辛温，主冷气腹痛。就是久坐湿地，饮食生冷，导致肚子痛，一吃砂仁就好了。

还有吃凉冷食物后，大便滑泻不止，砂仁可以暖脾胃止泻。

砂仁还可以治疗休息痢，什么叫休息痢？这痢疾上来给你病一场，然后就休息了，就不来了，但时不时又犯两下，拉肚子，然后又停一下，犯犯停停，一旦劳累以后，拉肚子又厉害，不劳累又好过来，用参苓白术丸加砂仁。

《日华子本草》记载，砂仁可以治一切气，为什么呢？因为砂仁能让气纳到肾里来，什么病都没有，郁闷恼怒烦统统都没有。

在老师看来，你会郁闷恼怒烦，就只有一个原因，不能纳气归田。

黄元御讲到，砂仁善疗噎膈，食管癌的前期可用砂仁，你看咽喉在动，其实咽喉靠哪里动呢？靠肾。

所以你看肚脐起伏厉害的，纳气归田的，喉门就亮。

为什么说肥人不可以没屁股，瘦人不可以没精神？肥人一肥到板结没屁股，就不能纳气归田了，他就蹲不下了，声音也低馁，音声低馁，气运就往下走。

咽喉在动，它靠的是肚脐吸纳，所以治疗咽喉梗塞、喉癌等，一定要启动肾主纳气的能力。

有一喉癌的病人，他吃我的药呢，现在两三年都没事。而别的医生说最多管半年。

为什么呢？我给他加了纳气归田的砂仁、胡椒，几乎每方必用，四君子汤加砂仁、胡椒，他吃下去，就不上火了，就纳下去了。

他就发现，以前吞吐不利，容易咳嗽，水都不敢大口喝，现在能大口吃饭、大口喝水。

这是因为管道变通了，下水道通了，臭气自然就往下走。

上焦酸腐，浊阴不降，比如说反酸，为什么用砂仁？纳气归田，酸水自然不反。

那些吃完饭以后就看手机，久坐不动的人，那胃酸怎么下得去？

黄元御称赞砂仁，和中健脾，令气机条达，不伤正气，实乃醒脾和胃之上上之品。

《本草汇言》讲，上焦之气梗逆而不下，很容易生气；下焦之气郁遏而不上，就是说下焦之气郁遏了，人就很懒不想动。

中焦之气凝聚而不舒，中焦板结，不爱吃饭，还没胃口。

所以一个上焦容易生气，下焦又容易懒，不爱动，中焦又没胃口的人，不要紧，三焦有问题，找砂仁治之，奏效最捷。开上焦，人则少脾气；暖下焦，人则有强大行动力；然后温暖中焦，就开胃纳食，你就有源源不断的动力，所以一味砂仁，三焦通治。

同时可畅情志，勤运动，加上和饮食，所以一味砂仁，就有这三方面代表。

《本草纲目》记载，砂仁能够理元气，通滞气，除咽喉浮热，化铜铁骨鲠。

古人讲，最能够化骨鲠的一味药是什么？威灵仙。

"铁脚威灵仙，砂糖加醋煎。一口咽入喉，鲠骨软如棉"。

真正的化骨散，必须要有铁脚威灵仙，因为它可以让骨鲠都软绵绵的，还要加砂仁、白糖，砂糖加醋煎，这个才是正统的化骨散，因为有砂仁效果会更好。

《医通》讲，缩砂仁主醒脾调胃，能引诸药归宿丹田。

众药想要到丹田去，要找砂仁，它是丹田的引路使者。

众药要到头上去，要找川芎，川芎是头的引路使者。

众药要到手去，要找桂枝；要到脚膝，要找牛膝；要到腰去，要找杜仲；你要到丹田，就必须找砂仁。

所以砂仁，就是丹田使者，归宿丹田的。

像子宫、卵巢、输卵管等妇科疾病，以及男科前列腺疾病，统统都是丹田缺气。

砂仁跟补肾药同蒸，可以达到纳下添精的效果，添精髓，你看服地黄以后，脾胃滋腻，反而上火，一用砂仁拌炒就没事。

所以地黄无砂仁，暖下焦之功夫不深。

所有制地黄的，九蒸九晒地黄，非得要用砂仁，用一点末下去都不一样，不放砂仁，地黄就会逊色好多，它就很难透彻地补到腰肾命门去，不能够很好地添精补髓。

所以砂仁是非常谦虚的温中药，老师最喜欢这类药，温燥的药呢，傲气，铁骨铮铮的，性烈的，附子、老干姜。温下的呢，砂仁、沉香。温下的药很重要，人体的中间，就是这个腰脊肚脐，上下之中，就是人体的根底，叫正气存内，邪不可干，邪之所凑，其气必虚。

恬淡虚无，真气从之，精神内守，病安从来。砂仁就能让精神内守。

所以说给我找一味药，能够正气存内的，就是沉香。能够精神内守的，就是砂仁。

砂仁紫苏粉末，专治什么？鱼蟹中毒，现在好多鱼蟹中毒，微中毒你不知道，就比如鱼蟹放进冰箱，拿出来以后，脾胃不好的，吃了不舒服的。

现在很多水产品，都是用激素、化肥，还有农药催大的，你一吃呢，它有其形而无其气，也中毒了，反正就是不舒服，没劲，精疲力尽，弄点砂仁，好了以后，就不要吃这些乱七八糟的东西了。

《事林广记》记载，治一切食毒，缩砂仁末，水服一二钱。

《本草纲目》有缩砂仁酒，就是有的病人，老是不开胃，用砂仁泡酒，发现胃口开了，大有消食和中的作用。

所以现代人泡砂仁酒，可以治风湿痹症，还可以消食开胃。一般风湿药都会伤胃，但是砂仁酒既治风湿，又能保胃，这是很难得的。

所以用普通药酒，却发挥到神妙的效果，砂仁酒是也。

《济生方》记载，妇人妊娠呕吐，即怀孩子的时候呕吐，就砂仁粉，每次服一两钱，就可以治疗怀子三个月呕吐不止，可安胎。

《简便单方》中记载，痰气阻膈证，老年人最多见，三子养亲汤效果很好。

苏子、白芥子、莱菔子，再加点砂仁更好。

砂仁送服一两钱，对于这个痰气交在胸膈，老是吐痰的现象，就会扑通一下，痰浊就会掉到肚腹，再排走。

所以砂仁能够降浊阴。

砂仁芳香可以开路，纳气归田就是降浊阴，所以一下子就将上焦乌云密布的胸中痰浊，降到下焦去。

有一位刘华一教授，他讲到腹胀乃中医脾胃科常见病症，肠胃影响日常生活，他最善于用木香、砂仁治腹胀，堪称腹胀二神药。

有一位49岁的病人，长期反酸腹胀，嗳气不畅，大便不成形，动怒以后，腹胀更厉害。

教授马上开四逆散，再加香附、川芎、陈皮之类的药，这是什么？这就是柴胡疏肝散。

因为他生气后腹胀更厉害，叫木克土，叫肝强脾弱，后来呢，在柴胡疏肝散的基础上加了10克砂仁，一般薄荷要后下，砂仁也要后下，因为它的气味非常芳香。就是柴胡疏肝散，加木香、砂仁，服了七剂。

结果二诊的时候，腹胀就减轻了。

好，效不更方，继续，再服七剂，长期的腹胀就痊愈了。

有一病人，老呃逆，想快速止住，用尽各种方法，发现达不到理想之效。

突然间，有一位医学会的专家，刘维忠主任推荐细嚼砂仁，止呃神验。就用砂仁 3 克，放在嘴中，嚼成糊状后，慢慢吞下。病情轻者，当下就可以止呃，病情顽固者，多嚼几次，就可以稳定。用这种方法，呃逆就好了。

3 克砂仁就治好了呃逆，为什么？还是那个道理，纳气归田了，气不就不往上逆了吗？

呃逆不论何种原因，总病机都是气不和降。

砂仁就专门和降诸气，无论气滞还是气虚，皆可用，气滞它可以芳香行气，气虚它可以温中补气。

煎汤不如直接嚼粉，为什么？它的味不会散或挥发掉，保全它的气味，就可以成就它的疗效。

关某，因为吃了凉的东西，老是打嗝，嗝音还频频，烦躁不安，东西也吃不进，怎么办呢？

用上面的方法，砂仁嚼服法，一天症状大减，两天全好。

此方简验便廉，值得推广。

我们看《得配本草》。

砂仁配益智仁，可以治疗口流清水。

砂仁配黄柏，可以治疗虚火上炎。

砂仁配木香，可以行气健脾。

砂仁配陈皮，可以化痰除湿。

砂仁配檀香，可以改善睡眠质量。

砂仁配熟地，可以让补肾之力持久，可治疗精关不固的滑精。

砂仁配茯苓，可以纳气归腰肾，治疗腰肾觉得好像有五千钱挂在那里，水湿重，所以茯苓配砂仁，也可以治疗腰肾水湿重。

砂仁配白术，可以治疗便秘之虚秘。

砂仁配党参，可以治疗脾虚胃下垂。

砂仁配苏叶、苏梗，可以治疗妇女呕吐、胎动不安。

大腹皮

🦋 腹皮、厚朴治腹内之胀膨。

大腹皮是槟榔干燥的果皮，又叫槟榔衣，它可以下气宽中，能够行水消肿。槟榔堕诸气如铁石，它能够将这些闷气堕下来，像铁石往下沉一样。

大腹皮有行水消肿的效果。

腹是什么？腹就是肚，大腹皮就是大肚皮，它能减肥，因为中医认为，人肥是肥在水湿，所以这个人呢，腿脚沉重，像湿毛巾一样，叫肥水，走路拖泥带水，叫肥腻。这个大腹皮又叫大肚皮，这些肚腹的水湿可以消去，靠什么？下气消肿。

它可以下十二经之气，下十二经之水，所以哪种类型的人适合用大腹皮？一个成语形容，大腹便便，将军肚的，喝酒多的，这个肚子堵臃了，所以要行气。

腹中积水，都少不了大腹皮，因为这个槟榔是往下堕的，大腹皮是槟榔的外衣，质地更轻，所以比较缓，就像宽中下气，枳壳缓而枳实速也。

同样消肿下水，腹皮宽而槟榔急也，这个大腹皮是比较宽和的，而槟榔就比较着急。

藿香正气散里有大腹皮，它可以宽降胸中湿气。

五皮饮里有五种药物的皮：五加皮、生姜皮、陈皮、茯苓皮、大腹皮，专门去皮肤水肿，是非常有效的。

我们曾碰到一位像满月脸的病人，激素吃多了以后，面肿，然后余老师给他开杏苏五皮饮，杏仁、苏叶再加五皮饮，一周后，病人再回来，这个满月脸就恢复正常了。

长期服用激素的后遗症，像满月脸、水牛背，这些是什么？是水积在皮下，代谢不畅，所以后期用杏苏五皮饮治各种皮肤起水泡的效果非常好。

为什么要用杏苏？杏仁、苏叶，一开一降，苏叶能够开宣，杏仁能够肃降肺气，这是调气的。

五皮饮，以皮走皮，又能将皮水代谢到膀胱，膀胱主表，膀胱又能够利小便。

《日华子本草》记载，大腹皮可下一切气，能止霍乱。

所以霍香正气散里少不了大腹皮，因为霍乱上吐下泻，就是肚腹在作怪，肚子绞痛，肚子清浊不分，大腹皮一下去，不干净的，通通往下走，不见了。

《日华子本草》讲，大腹皮可以通大小肠。

所以碰到这个减肥的人，用防己黄芪汤，肥人多气虚，黄芪补气，防己就利水，补气利水。如果要利大腹的水，就加大腹皮。

你看有些人胖就胖屁股，有些人胖就胖肚子，有些人胖就胖下巴，有些人胖就胖两边脸颊，是不一样的，那防己黄芪汤里分别要加什么？

脸面属阳明，阳明用白芷，所以防己黄芪汤要加白芷。思考这个全息对应图，下巴对应下焦，所以我们就找中下焦的薏苡仁，理脚气而除风湿。如果是富贵包，颈脖上面的赘肉，防己黄芪汤加葛根。如果是屁股的赘肉，防己黄芪汤要加泽泻，屁股属于足太阳膀胱经，所以要找一个能够利膀胱经浊水的药，泽泻，可以减屁股的赘肉。

这是经方经典的方子，加一味引药，就可以治不同部位的水肿、积水、肥胖。

大小肠是装在肚腹里，所以碰到肚腹的一切积液，如盆腔积液、卵巢囊肿、脂肪瘤、前列腺炎、前列腺积液，统统可以用大腹皮作为引药，令大腹气转，病邪消散。

所以大腹皮就是人体的揉腹药，它可以揉开腹部的瘤结。

医学里有一个说法，积源于腹。意思是无论是脑部的肿瘤，胸腔的积液，还是胃里的息肉，还是后背、下巴的结节，都起于肚腹的积块。

所以这些长包块的人，我们教他揉腹功，膝跪功，再加上慎言节饮食，知足胜不祥。

清淡饮食，包块立马就不长了，再稍佐以药物，就变小了。

上次在陆丰来了一位病人，他脖子右边长了一个包块。

我说要治他的肚子，去买保和丸、大山楂丸跟逍遥丸，三个一起吃，这叫药物连用。

逍遥丸，治妇人生气烦躁；保和丸治小孩子食积；大山楂丸开胃，消溶肉质。

你不要认为这三种药普通，好像跟淋巴结肿大的疑难杂病没关系，老师把他们组合起来联用，就有神效。

他经常生气，用逍遥散治肝气郁结；用保和丸治经常吃饱吃撑；他经常吃肉，用大山楂丸专门消肉积。并嘱咐病人回去清淡饮食。

一个月后，他说："医生，你叫我吃这个药，连续吃了一个月，现在这个包块几乎看不见了，以削鸡蛋大小的，都消隐下去了。"

这个经验是老师从这个合方治疑难里悟出来的，不单合经方合时方，你也可以合中成药，把普通的几个中成药联合起来，就可以治疑难杂病。

我为什么倾向于治他的肚子？因为我认为脖子上面的包块，它一定有个根，它的营养从哪里来，肯定从肚子吸取营养。我们只需要将肚腹里的积滞化掉，包块就萎缩掉了。

你们今天学到治包块，包块一定要治肚腹，诸包块莫不从腹中生出。

无论是肝的包块、喉癌、食管癌、胃息肉、乳腺增生、肺囊肿，都是从大肠、小肠里来的。人要无病肠干净。

大腹皮还是抗癌药，只要巧妙去使用它，像老师就可以给你们组配，用四君子汤加大腹皮，癌症到后期，都是脾虚，脾虚以后有积又推不动，大腹皮运化大腹，吃完以后，补而不腻滞，消积又不会脾虚，所谓无虚不作积，四君子汤补其虚，而大腹皮消其积，因为它能下气消肿化积。

《本草纲目》记载，大腹皮可以降逆气。

碰到梅核气病人，一生气脖子就硬，可以用逍遥散、半夏厚朴汤，加大腹皮，大腹皮一下子就降逆，喉咙中的气降到肚腹去，叫降逆气，还有一些高血压病人，勃然大怒，面红目赤，用大腹皮，降气则痰水血压莫不随之而降。

大腹皮能下十二经之气水。

《本草纲目》又记载，大腹皮消肌肤中水气浮肿。肌肤之间虚胖，水气浮肿，可以用。

诸湿肿满，皆属于脾。

所以你看，我说这个大屁股可以用肾着汤，配合大腹皮，腹背能够相应，还可以配泽泻，前面讲了，它是膀胱经所在，它要跟前面肚腹相连。

脚气壅逆，脚气脚肿用大腹皮，是什么道理？肌肉水湿，肾能够主脚的筋骨，肾精强，所以你脚筋能够动来动去，脚上的肌肉丰满有力，是脾健壮。

所以脚气臃肿，第一要补肾，第二要健脾，因为肾主腰脚，脚也属于腰脚的一部分，脾主四肢，脚也属于四肢的一部分。

胎气恶阻，胀闷，看到食物就恶心，不想吃，没有食欲，可以用大腹皮，这是一个开胃的药。

《本草经疏》记载，槟榔性烈，破气速，腹皮性缓，下气迟，所以大腹皮不容易伤人，但是年轻人一般用槟榔，它消这个气水快一点，老年人多用大腹皮。

《得配本草》记载，降逆气除胀，利肠胃去滞，一切胸膈冷热不调，阴阳不能升降，大腹皮为良药。

《药鉴》记载，大腹皮能够疏脾胃有余之气，定霍乱吐泻之疾。

什么是脾胃有余之气？昨天有一病人过来，检查报告显示血脂高，血脂就是脾胃有余之气。

怎么办？鸡屎藤配大腹皮，你可以看到他升高的血脂，吃半个月就下来了。

鸡屎藤一次抓一把，大腹皮一次抓一把，煮水就可以了。

所以大腹皮能够疏脾胃有余之气，血脂是有余之气，那痰是不是有余之气？是啊，津液炼化不了，就为痰，炼化得了呢，就是营养，能量。

有的人老是涌痰还打呼噜，呼噜在哪里呢？在呼吸道，呼吸道在哪里？在上面，上面是什么？是逆气，所以大腹皮能降逆气，下十二经之气水，气机通过狭隘的管道，就会发出呼呼的声音，我们只需要将狭隘的管道疏通了，声音就没了。

所以我们用二陈汤，可以加大腹皮，为什么呢？疏脾胃有余之气，有余之气消化不了，它就会在耳鼻喉，所以这些耳鼻喉的病呢，都是脾胃有余之气，在那里堵住了，所以叫九窍不利，有余的痰湿，哪里所生？脾胃所生。

你看那些鼻塞的，咽喉痛的，耳朵嗡嗡响，眼睛又看不清的，你当作五官科疾病来治，那只是暂时治标，你把它脾胃调好，长期治本，它就不发作，如果乱吃乱喝，脾胃吃伤了，那病马上发作。

所以大腹皮疏脾胃有余之气。

血脂痰湿是脾胃有余之气，那血糖是不是？痛风嘌呤升高，还有脂肪瘤包块、积液、赘肉是不是脾胃有余之气？是啊，脾胃消化不了的，多余的，它转化不了的，叫有余，这些都是。

所以用大腹皮就通治了如今的高血脂、高血压、高血糖、高胆固醇、高尿酸。

槟榔确实可以去滞腻之气，但是过服了会伤咽喉伤胃。

比如说，你最近不喜欢吃油腻的东西，看到就恶心，嚼点槟榔，或者买点大腹皮、鸡屎藤泡泡水，喝一两次，胃口就恢复了。

《本经逢原》记载，槟榔性沉，能够泻有形之积；腹皮性轻，可以散无形之气。

有些妇女一生气，乳房就胀，医院拍片也看不到有什么东西，但她就是胀。

无形之气胀，用大腹皮。

如果一拍片，看到已经有鸡蛋大小结块了，乳腺增生，那么这时用槟榔。这种已经成形的，就用槟榔。

《景岳全书》记载，就张景岳讲到一切的逆气，攻到心腹，即心跟肚子，或者反酸，或者咳吐痰，或者痞满，或者霍乱，总而言之，浊阴不降之气，用大腹皮加点姜同煎，效果好，大腹皮要加姜。

因为姜乃止呕圣药，大腹皮乃下气神药，一个止呕一个下气。大腹皮呢，跑在好前面，它一下子跑到肛门里头提拉；生姜呢，它就在胃后面推，所以整条消化道的火车，就往下面走。

一往下面走的时候，胸也开了，郁也解了，头也不胀了，胃也不堵了，肠也通畅了。《本草再新》记载，大腹皮能够利湿追风，宽肠消肿，理腰脚气，治疟疾跟痢疾。

《圣济总录》说头上长黄癣的人，黄癣俗称痢痢头，用酒一升泡大腹皮，然后慢火把酒熬干以后，将大腹皮打成末，跟猪油一起调敷，这些癫疮就会脱落掉。

《全幼心鉴》记载，小孩子风痰壅塞，语音不出，不要紧，用诃子、大腹皮，等分，可以利咽开音，豁痰下气。

《苏沈良方》有一个无碍丸，心无挂碍的丸，治疗病人长期纠结，牵肠挂肚，导致手足肿，四肢沉，好像身体挂满这些沙袋，走不动。

三棱、莪术、木香、槟榔加大腹皮，五味药，打成粉末，用姜汤送服，专门治疗身体手足肿满。

我们有一个学生手肿了，单只手肿胀，然后老师就用行气药，消掉一半，还有一半消不了。另一半呢，老师认为三分治，七分养，就要靠饮食起居了，就不是单服药了。

说明行气药确实可以消手上的肿胀，气行则从心所欲，无所障碍，气滞则寸步难移，步履维艰，困难重重。

三棱、莪术能将胸中、肝中的积滞给破掉，木香能将脾胃的积滞给破掉，槟榔、大腹皮能将整个消化道的积滞给破掉。这些积一破掉过后，气机流通呢就应无所住，就无所挂碍。

所以人就会觉得干活非常有行动力。你看，为什么年轻人做事情风风火火，失败了立马起来又干了，因为气机通畅，中老年人痰湿重的时候，别干了，失败了就承受不起了，容易累，因为气机堵了。

大腹皮治妇女水肿，特别是妊娠水肿。

有一个妇女，怀孩子的时候，腿脚肿胀得厉害，怎么办？六君子汤配合大腹皮，吃了后水肿就退了。

为什么？因为怀孩子的时候，所有气血供应胎儿，如果孕妇的脾是虚的，有多少营养都不够养胎儿，脾虚以后自身肚腹都运化不过来了，手脚就管不了了，所以就肿。

六君子汤培补脾虚，让脾胃有力去照顾手脚。

再加大腹皮，让水肿往下走。

治疗了三十例，二十例痊愈，好转的七例，有效率达90%。

今天学到六君子汤配合大腹皮，你们就开始会治这个虚胖、水肿，几乎都是这个思路。

六君子汤补其虚，大腹皮去其水，因为好多水肿、肿胀，都是虚实夹杂的，不是简单脾虚，也不是简单水饮。

大腹皮可以通利二便，一个人身体雄壮有力，又二便通畅，那么他就没有什么大问题了。

《得配本草》，看大腹皮怎么配。

大腹皮配山楂，可以治疗多肉积的，看到肉就腻的，它可以化肉腻。

大腹皮配麦芽，可以治疗那些素食者，身体又有积滞脂肪瘤的。

有些人说："诶，曾老师，我素食，怎么还有脂肪瘤？"

"因为你这种脂肪瘤，并不是吃多油腻导致的，而是生气致肝气郁结继而长这个瘤，用麦芽可以疏肝健脾，加大腹皮，让大腹里头没有积滞。"

如果一个人，无事常生闷气，那大腹皮要配枳实，为什么呢？枳实号称什么？破胸锤，胸中的闷气，它一服就破下去了，所以吃枳实，排气了，心开郁解。

枳实配大腹皮，排气功能非常强。

如果一个人老是心闷，闷是心关在门里，那大腹皮要配薤白，就可以放胸腹中的气。

如果一人老是久坐，你看屁股一族，老是久坐，不要紧，买点藿香，再买点大腹皮，拿来泡茶，这个在办公室一坐就一个上午的，就泡一壶茶下去，这站起来，腿脚也挺轻快的，不会很沉重，因为大腹皮配藿香，可以治疗久坐湿气在腰腹。

有些人老是吹空调，吹空调以后呢，身体非常沉重，用大腹皮配葛根，葛根升清阳，大腹皮降浊阴，升降调，百病消。

又有些人久坐以后肚腹胀，老是肚胀，用大腹皮加陈皮、厚朴、小茴香，还可以加作用于肚腹非常厉害的药——木香。

木香、小茴香、大腹皮、陈皮、厚朴，这五味药，号称通腑五虎将，通肚腹的五虎将，把这些药呢打成粉。

有人说，诶，这个肚腹胀，调点给他吃，马上这个胀满就消掉了，非常管用，专门行腹中之气。

又有些人脚肿，用大腹皮配茯苓皮，可以利湿。

又有些人脚无力，用大腹皮配五加皮，五加皮可以强筋骨。

又有些人大小便不通，用大腹皮配木通，木通木通，堵塞的部位，可以通开来。

厚 朴

🦋 腹皮、厚朴治腹内之胀膨。

大腹皮可以消除腹内之油脂。

厚朴常与大腹皮联用，共同起到通降腹气之效果。

厚朴治肚腹气很好，但厚朴是树皮，很难再生，老师一般不用，我会用小茴香或元胡代替。

厚朴是干燥的树皮，具有行气消胀、燥湿除满、降逆平喘三大功效。

有些人一生气，小肚子胀。将厚朴打成粉，搞一小勺下去，冲点姜茶，吃一次就好了。

有些人肠胃有湿，舌苔腻，可用平胃散专门扫平胃肠中的所有湿气。用上等的毛苍术，配新会陈皮和厚朴，一起打成粉，装到罐子里，只要舌苔伸出来，白腻白腻的，挑一点给他吃，那些腻苔就会化掉。它可以烘干你的湿气，除掉你的胀满。

你看这个咽喉如有炙脔，好像有块红烧肉阻在那里，吞吐不利。不要紧，半夏厚朴痰气疏，茯苓生姜共紫苏，加枣同煎名四七，痰凝气滞此方除。这个痰凝结，气滞塞在那里，用半夏厚朴汤就可以消除掉它。

厚朴气芳香，善走窜，主下降，当胃的下降力度不够的时候，吃东西时，排空能力会减退，就会导致胀满积滞，食不下，加厚朴可以加强向下的推动力量。

生姜配厚朴，可以增强行气开滞的能力，打开这个滞塞。

古人有一种说法叫腹满用厚朴，吃完厚朴后，肚腹容易排气，大小承气汤，还有厚朴温中汤等，都是用厚朴来打开肠道气滞，令二便能够轻松排出体外。

《神农本草经》记载，厚朴主气血痹、死肌。

气血痹，就是说气血痹阻在那里，就是浊阴在那里降不下去，用厚朴可以降下去。

死肌，即肌肉没有活力了，也用厚朴。灵活一点，还可以用于这瘫痪病人褥疮或久坐病人。如果用补中益气汤加点厚朴，可以让肌肉生发出来。

所以我们看有些人，肌肉松弛，肌肉没有活力，一派死气沉沉，记住死气沉沉的相，可以用厚朴；大腹便便的相呢，用大腹皮。

我们久坐以后，这个脚麻麻的，还有老年人坐骨神经压迫，气血痹阻了，搞点厚朴粉，肚腹肠气一通开来，就松了。通则松，这个痹痛就减轻了。

肠道溃疡也可以用厚朴，比如半夏厚朴汤，或者半夏泻心汤加厚朴，或者半夏厚朴汤加二陈汤、加平胃散，能让肠道里的肌肉重生。

死肌，肌肉失去原本的活力，失去活力之色，所以手上脚上脸上的暗斑，可以用桂枝汤加厚朴，祛除鼻子以下的斑。而祛除鼻子以上的斑，用桂枝汤加枳实。

这从哪里来的？全息对应图。

胸满加枳实，胸膈以上的就加枳实。腹满加厚朴，肚腹以下的就加厚朴。

那我们脸上呢？脸上就是以鼻梁为中心，鼻梁以上的用枳实，鼻梁以下的用厚朴。

那么老年斑，为什么选用桂枝汤？心其华在面，而且老年人大都心脏动力不足，所以这是一个大方向。

《药性赋》讲到，厚朴其用有二，苦能下气，去实满而泄腹胀，肚腹里头胀满的，它可以泄，因为厚朴苦能下气。温能燥湿，所以它除湿满，散结调中。所以既有湿气，又有滞气，半夏厚朴汤可以治疗气满在咽喉，平胃散可以治疗湿满在胃肠。

所以你看，厚术配苍术，就可以治疗大肚子。厚朴配合半夏，就可以治疗双下巴、梅核气、喉中的痰结。

《名医别录》记载，厚朴能温中，消痰下气。厚朴温中汤，可以将痰气往下降。

《景岳全书》记载，厚朴逐实邪，泄膨胀，散结聚，是治胸腹疼痛之要药。

胸腹是什么？是躯干。所以肢节痛用桂枝，躯干痛就用厚朴，所以桂枝汤加厚朴，可以治疗通身上下体虚疼痛，虚痛好揉喜按。

《本草新编》记载，厚朴可以治疗霍乱转筋，止呃逆吐酸，这些中焦往上泛的，可以用厚朴治下，因为下水道通畅，水池的水就不会溢出来，所以厚朴是通下，可以治上。

《本草分经》记载，厚朴可以消痰化食，治疗一切痰湿侵犯脾胃，以及寒邪犯胃。

比如形寒饮冷伤肺，它进一步还可以伤胃，因为这个寒饮一经过胃口以后，胃口就会收缩，吃进来的东西，它就是客人，它进到身体主人的房间去了，脏腑就是房间，叫客寒犯胃。所以胃就萎缩了，那些一喝冰冻饮料，就没胃口的，为什么没胃口？冰冻饮料一喝进去，贲门就收缩了，任何东西碰到冷就缩下去。比如你最近吃饭没什么胃口，吞东西也是小口的，冷缩，可以用姜炙厚朴。

生姜 3～5 片，厚朴 10～20 克，煮水，一服用下去，生姜就将咽喉之逆降到胃，厚朴就能将胃之逆降到肠，所以它们两个，一个管上一个管下，两个相配，上下都管，从咽喉一直降到肛门。

它们两个又是温的，凡受寒则凝的，得温则行；受寒则紧张的，得到温的就放松。

所以我们碰到一些紧张性胃炎、紧张性头痛的病人，只要给他用一点温中的药，马上就会放松，温则通，通则松。

如果是因热紧张的，要用芍药；如果是受寒紧张的，要用厚朴、生姜；寒热不明显的，以上几个药都可以用。

《医学衷中参西录》讲，厚朴乃温中下气要药。

张锡纯亲自体验，20 余岁时，在秋天，每至申酉时，腹中便胀。用我们现代讲法就是下午 5 点到 7 点黄昏时腹胀。

为什么黄昏腹会胀？因为黄昏气就要收，收不下，它就胀了。

一天当中有四个时辰最重要，即子、午、卯、酉，四正时。

子时是睡觉的时候，代表冬藏；午时是午休的时候，代表夏长；卯时是闻鸡起舞的时候，代表春生；酉时是鸡上笼的时候，代表秋收。这是四大时辰。

你去发现，但凡四大时辰出问题的，我们可以用血府逐瘀汤加厚朴，如果小问题，单用厚朴就可以。

张锡纯他每到酉时左右，肚腹就作胀，然后到要胀满的时候呢，调服厚朴六七分，就一点点，嚼完以后腹就不胀了，从此就好了。

又有一妇女，她吃了消炎药之类的凉药，吃得太厉害了，结果呢，老是吐寒痰，饭又吃不下。

医生就给她开苓桂术甘汤，化胸腹中的寒痰，发现这个寒痰化得不够彻底，加了厚朴 2 钱，还不觉得这个寒痰下去，几个月都没有好。

后来索性厚朴加到 8 钱，干姜加到 1 两 2 钱，病速脱然，什么意思？这病就像脱掉旧衣服，脱掉烂皮一样，像知了脱掉外壳一样，好了，疾病迅速就痊愈了。

然后我就思索，为何要重用厚朴？

因为她是吃了消炎药之类的凉药，导致寒中，厚朴可以温中，配干姜，温中降逆，白痰就是寒凝气滞的产物。那么我碰到寒了，我就可以用热的干姜让它暖起来，暖起来它就稀释这些寒饮，然后再靠厚朴，把它降下去。

所以干姜配厚朴，就温降。

苓桂术甘汤加了厚朴，胸中的一切寒痰，都可以往下面走。

苓桂术甘汤它只是化胸中寒痰，加了厚朴就降到下面去。

张元素就总结，寒胀之病，于温热药中加厚朴，乃结者散之的神药。

所以受寒以后，痰好多，可以用理中汤加厚朴、六君子汤加厚朴、二陈汤加厚朴，或者用厚朴温中汤，都没问题。胸中有痰，就苓桂术甘汤加厚朴，胃里有痰，就二陈汤加厚朴；肠中有痰，就平胃散加厚朴重用；胁肋周围有痰，就柴胡疏肝散或者四逆散加厚朴。

再看李文瑞老先生的经验，他认为厚朴理气除胀，增强肠蠕动之力量非常强大，像厚朴三物汤跟厚朴七物汤，都以厚朴为君药，说明厚朴本领高强。

有一些帕金森，就是老年痴呆，或者肚腹动手术以后，肠功能紊乱，像一些老年痴呆的人，大便他都不知道，肠蠕动功能严重下降，肢体还抖动，可以用厚朴三物汤加枳术丸，重用厚朴 50～80 克，常常数剂之间，肠功能就恢复了。

不然痴呆的老人，他脑子痴呆，反应痴呆，最后肚腹也会痴呆。

单味厚朴治闭经。

有一位女老师，跟丈夫吵架后，经常腹胀满，有一次丈夫赌钱，夫妻再一次大吵，自此以后，晚上睡不着，白天吃不下，肚腹胀满，两个月月经都来不了。

吃逍遥散气也不能逍遥，吃四物汤血也不能流通，吃温经汤，经水也不来。

麻烦，然后吃十全大补汤，这个肚腹胀得更厉害，经水毫无动静。

怎么办？医生就说她这个病是从生气得的，我们还从降气来治，不去治闭经，闭经只是结果，也不要去治腹胀，腹胀也是只是它的枝叶，我们要直取其根须，就是生气，导致气不能下降，用姜炙厚朴，生姜降上消化道的气，厚朴降下消化道的气，姜炙厚朴，单味浓煎，一味厚朴大概用到 20 克左右，第一剂后放屁，稍有食欲，三剂以后，腹胀大减，食谷有味，心情舒缓，此气化下行，气降则血降，效不更方，再服三剂，月经通畅，随访两年，不再复发。

所以将来你碰到，如果相互较劲斗争，争到食欲无，经水不通，胸肋胀满，就要用姜炙厚朴，这是非常厉害的。

你不要听老师讲一个生气后闭经，就用姜炙厚朴，就只学到老师的枝叶，你如果学到老师的根系，就是跟人斗气，这个关系紧张以后，身体产生的各种不良反应，诸气不降，都可以用姜炙厚朴，这叫升华。

老师认为世人都要下气，下的是脾气，世人都要升阳，升的是清阳正气。升清阳的有补中益气汤、葛根汤；降气的有半夏厚朴汤、平胃散、二陈汤。

接下来我们来看厚朴的配伍。

厚朴配干姜，能降胃中的积水。

厚朴配黄连，可以治疗带下，即白带异常，因为厚朴能燥湿，黄连能清热。

所以湿热带下，带下黄臭的，可以用黄连、厚朴，它可以除湿热。

厚朴配杏仁，桂枝汤加厚朴、杏仁，治疗伤寒或者老年人气喘，桂枝汤强心，厚朴杏仁降肺肠，杏仁降肺，厚朴就降肠。

肺与大肠相表里，心脏强大了，肺跟大肠又下降了，所以气喘吁吁就好了。

尿浑浊用厚朴配白茯苓，白茯苓可以分清泌浊，厚朴可以降气。

厚朴配陈皮，可以治胃里的痰湿，它们两个都可以燥湿化痰。

厚朴配苍术，可以治疗流口水，苍术、厚朴二药都可健脾，治疗脾虚流涎。

厚朴配枳实，可以治疗咽喉到肚腹的满闷，枳实与厚朴，一个降胸气，降天气；一个降腹气，降地气。

所以老师讲，降天气，枳实；降地气，厚朴。

厚朴配大黄，可以治疗热结便秘，一个行气一个消积，推陈出新。

厚朴配川芎茶调散，可以治疗头痛，加川芎，一升一降。

厚朴配焦三仙即山楂、麦芽、神曲，可以治疗小孩子口臭，焦三仙能把食积消化掉，厚朴就往下降。

厚朴配陈皮、苍术、甘草，就是平胃散，专治疗痞满、脘腹胀满、消化不良。

厚朴配苏子、陈皮，变成苏子降气汤，专门治疗痰阻在胸肺。

如今生活好了，有太多的肥甘厚腻，痰浊很多，用苏子降气汤可以将这些痰浊化掉。不要只看到它治疗哮喘，哮喘也可能是由痰浊引起的，所以它还可以治疗血脂。痰浊化了，血脂就清了。

如果痰浊在胸肺，就用苏子降气汤。

如果食积在肚肠，就用保和丸；如果在胃里顶着的，就用平胃散、二陈汤。这个没有固定方，只有固定法。

要看这个血脂从哪里来，有些从肺里痰浊来，有些是胃蠕动不好消化不良引起，有些是肠道里的积滞，不同部位，用不同的方法，有些是不能气化的。

老师再讲一个神奇的案例。温泉上面周边的村里，有一位血脂很高的老师，血脂一直降不下来。

我看他以前吃的全是降血脂的药，消食化积的陈皮、莱菔子、焦三仙、鸡屎藤都用了，还没降下来。

我一看他舌头白腻，我说："你晚上尿是不是比较多？"他说："对，尿频又憋不住，晚上经常要起夜三五次。"我说："你不用讲了，我给你开桂枝汤加杏仁、厚朴。"

他也略通一点医术，他说："这不是治气喘病的吗？我没有气喘。"

我说："气喘病就是气不能顺降，你的血脂也不能降，这些药都是主降的，在老师眼中只有升降，一气周流，没有这个气喘、血脂这些病名勾牵。"

在老师看来，血脂就是浊阴逆气，浊阴逆气一旦温化以后，它就蒸腾到"空中"去，体内就干爽了，再去检查就好了。

想不到气机的变化可以这样解释，所以有的时候，我们看同样两个肥胖的人，他们都很胖。一个拖泥带水，一个身形矫健，身形矫健的，他属于气化状态；拖泥带水的，他属于气惰状态。气惰的就用桂枝汤加厚朴、杏仁，桂枝汤清阳上升，厚朴、杏仁浊阴下降。所以老师调的是升降。

第52讲

白豆蔻

 白豆蔻开胃口而去滞。

前面讲过草豆蔻，这里讲白豆蔻。

白豆蔻可以开胃消食、温中止呕、化湿行气。它的颜色是白的，入肺，理肺气。

由于白豆蔻是温燥的，所以它可以温脾燥湿。夏秋之季，湿气重，又没胃口的，用它非常好。

《本草图经》记载，有个六物汤，用白豆蔻，专门治胃冷证。

有些病人他看到凉水就说一点都不能进口，一进口就不舒服，那就用白豆蔻。

胃凉喜暖，所以胃寒凉的，喜欢温暖的食物，就用白豆蔻。

《药类法象》记载，白豆蔻色白入肺，肺主天幕，所以形寒饮冷之疾可以用，饮冷就伤胃，形寒就伤肺，所以肺胃寒，用白豆蔻。

《药性赋》记载，白豆蔻其用有四，一破肺中滞气；二退目中云气；三散胸中冷气；四补上焦元气。

肺中滞气，郁闷之人总喜欢芳香之品，可以用胸三药加白豆蔻，解郁。

退目中云气，眼睛好像有一层东西障住。所以老年人要多吃一些芳香之物，第一个它可以醒脾，第二个它能够化湿，因为云雾蒙睛就是白内障，就是痰湿蒙在眼睛。

为什么云雾会上来？因为脾胃主湿能力下降了，浊阴才上到眼睛，白豆蔻通过健脾胃，让脾主湿能力加强，以后目中就会清了。

散胸中冷气，胸痹大都是阳微阴弦，脉象微弱，又带点硬邦邦，即阳微阴弦。

脉象微弱代表阳虚，硬邦邦代表血脉痹阻，阴弦就是阴实挡道，这阴冷的东西阻挡在那里，这时需散胸中冷气，所以有些人心痛的时候，痛连项背，非常害怕。我们可以用豆蔻粉，再配冰片之类的药。服完以后，这个胸穿透往来，就舒畅了。

补上焦元气，上焦是心肺，所以白豆蔻能让心肺有力量，因为它气味芳香，芳香冲动，让心脏更有后劲。

善用白豆蔻，可以治疗鼻炎。因为肺心有病，鼻为之不利。

所以心肺动力不够，呼吸跟循环系统不太好，鼻子就出问题，这时，用白豆蔻，它气味芳香可以加强呼吸系统的能力，行气则加强循环系统的能力。

故而用桂枝汤配白豆蔻、砂仁，干什么？补上焦元气。

所以老是觉得心气不足，疲倦，颈都抬不起来的，用桂枝汤加颈三药，发现芳香力量不够，再加点白豆蔻跟砂仁。

如果扶阳你觉得用姜桂附猛一点，病人不接受，那就用芳香的蔻仁、砂仁，性温，扶少阳；姜桂附，扶太阳，让阳气更猛烈。

这个白蔻仁跟砂仁，比较温和，不是很燥热，它就可以扶这个"嫩"阳，少火生气，它就源源不断有一股生机。

《景岳全书》记载，白豆蔻，别有清爽之气，散胸中冷滞，温胃口止痛，除呕逆翻胃，消宿食膨胀。

也就是说，从咽喉呕逆到胃口，再到肠腹宿食膨胀，只要是消化系统的黏腻滞塞，白豆蔻都可以化，欲起速效，咀嚼甚良，或者为散最妙。

砂仁、薄荷最好是后下，或者打成粉，挑到汤里头就可服用。

白蔻仁也是，想要有速效，嚼服或者打粉冲水，效果最好。

因为它芳香，所以煎煮以后，挥发油就会挥发掉，挥发掉以后，剩下的力量不到一半。

《药性歌括四百味》讲到，白豆蔻辛温，能去瘴翳，温中行气，止呕和胃。

它可以祛除岭南的瘴气，所以我们要配这个瘴气粉，牛瘟的时候用砂仁。

到山谷里头怕瘴气伤身体，就含生姜。

食物中毒，就用苏叶；饮食偏寒的，就用白蔻仁。

所以白蔻仁、砂仁、苏叶、生姜，把它们打成粉，就是辟瘴散。

到外地或者去寒湿之地，他们吃生冷东西，你就悄悄地吃点辟瘴散，肠胃就非常好，叫能祛瘴翳，翳是什么？湿气，云气，翳住双眼，遮挡了，叫翳。

消化不好以后，胃就冷了，气就不通，所以小建中汤啊，厚朴温中汤啊，加些白豆蔻进去，温中行气，这胃就暖洋洋。

所以百药疗效，但看脾胃暖不暖。

脾胃软暖缓，身体就安。软是什么？非常柔软。暖是什么？温和。缓呢？缓慢蠕动，不会着急。

你看吃得太快了，就是催促它着急，急伤胃；吃得凉了，就冻僵它，叫寒伤胃；吃偏硬的食物，挫伤它，叫硬伤胃。

这时就可以用白豆蔻，温中行气。

止呕和胃，吃了不干净的东西导致呕吐，伤到了胃气，也可以用它。

我们来看古方。

白豆蔻治胃口寒作吐及作痛者，直接用3钱打粉，酒送服。出自《赤水玄珠》这本书，叫白豆蔻散。

如果到外面去应酬吃喝，发现半路狂吐，胃又痛，直接白豆蔻3钱粉末，用酒送服，水也行。这叫一味呕吐散。

《随身备急方》记载，胃冷不腐熟食物，吃饭涌吐出来的，还没消化，这叫釜底无火，饭食不收，将白豆蔻捣烂以后，研成细粉，跟酒一起加温了服用。它可以暖胃驱寒，可以助胃肠动力。

《沈氏尊生书》记载，白豆蔻汤治呕吐，就白豆蔻、藿香、半夏、陈皮、生姜五味药，这五味药太妙了。

我们看，半夏降逆止呕是从哪里开始的？从咽喉，所以半夏厚朴汤治疗咽喉中的梅核气。

陈皮降逆止呕从哪里开始？从胸，它是皮，皮为肺所主，胸就是肺。

生姜降逆止呕呢？从胃，止呕圣药。

藿香降逆止呕呢？从腹，从脾，所以藿香正气散可以治疗上吐下泻，挥霍缭乱。

肚子里乱七八糟，用藿香；胃里乱七八糟，用生姜；肺中乱七八糟，用陈皮；咽喉乱七八糟，用半夏。

从咽喉一直到肛门，这些食物乱七八糟，食物上来造反了，反胃、反酸、反食、反清水，用白豆蔻。

妊娠呕吐。怀孩子过程中呕吐的有一百多例，徐氏这位医家，用一味白豆蔻研碎了，开水泡茶，十愈八九，几乎都好。

这个早孕反应，看到食物恶心，吃不下，浑身乏力，纳谷不香，又喜欢吃酸东西。胎元渐渐成长的过程中，身体结构要重新调整，怎么办？

白豆蔻 10 克，捣碎，用开水泡茶。

服药的时候，据说要把左手臂往上举，才有效，快的话一天，慢的话三天，早孕反应几乎都会消去。这是民间总结出来的方法，就是这样它效果就更好。

我们再看配伍，用白豆蔻配这个陈皮，可以治疗胸闷。

白豆蔻配苍术可以治疗腹胀，腹为什么胀？堵住了。为什么堵？腹中狭窄。就要用苍术，苍术配白豆蔻，治疗腹部湿气胀满。

用白豆蔻配半夏，可以治疗呕吐、咽喉梗塞。

用白豆蔻配生姜，可以暖胃，治疗胃下垂，二药合用可以提气。

用白豆蔻配黄芪，可以治疗肺气不足，流清涕。因为白豆蔻可以补上焦之气，黄芪补心肺之气。

白豆蔻配白术，可以治疗大便不成形。

白豆蔻配薏苡仁、杏仁，就是三仁汤，可以治疗湿热证，看到饭不想吃，觉得胃好像不动一样，人也懒得动，头重如裹，三仁汤是治疗湿热证湿邪偏重的，所以觉得湿觉得很困的可以用。如果热邪偏重，就要用黄芩滑石汤，要记住，湿热它是有偏重的，不是所有的湿热都是三仁汤，热邪偏重的，就用黄芩滑石汤；湿邪偏重的，用三仁汤。

还有霍乱，拉肚子，将藿香跟白豆蔻两个药打成粉，就是霍乱方，上吐下泻的，吃下去就管用了，非常省事。

你想弄复杂一点，好，搞点苏叶、大腹皮打进去也可以，藿香正气散不一定要全部配齐才起效，你配到一半，它都能够起效，俗话说半部论语治天下，半个藿香正气也可以治湿病霍乱，也可以平定江湖，可以稳固身体的。

小孩子胃寒吐乳，你看有些小孩子吃母乳，吃完以后不断地吐，不是吃饱吃多了，是这个胃冷了，拒受。比如说两个人之间关系冷冰冰，你去叫他干活，他不干，拒受，心不热情，他就会拒受，胃弱寒冷了，它就会拒受食物。

怎么办？我们有白豆蔻配桂枝汤，就是暖心汤；白豆蔻配香砂六君子汤，就是暖胃汤。

所以白豆蔻跟砂仁、甘草打成粉末，就是小孩胃寒吐乳绝妙方，三味药而已。你自己可以打砂仁粉、白豆蔻粉，再打甘草粉，混在一起，就是蔻仁砂仁甘草粉，一吃下去，就暖胃。

第53讲

元　胡

🦋 元胡索治气血亦调经。

元胡，即延胡索，又称元胡索，它能行气、破气、活血、止痛。

由于它通畅气机，效果非常明显，所以它止痛作用特别好，好到心窝口痛，痛到扭曲了，元胡止痛片一下去痛就缓解了。

老师在二村义诊的时候，病人从三村跑过来，捧着心口说胃痛。我让他赶紧去买元胡止痛片。吃一次就好了。

心痛欲死，速觅元胡。

凡气滞血瘀导致的痛症，元胡可以达到行气止痛、活血化瘀的效果，素有中药止痛片之美称。

我认识一位消化科的老先生，他治疗结肠炎肚子痛，开方效果特别好，无论是除湿、健脾、消积，方子总有元胡的影子。肚子痛之类的病症，只要吃了元胡就不痛了，所以我学到这一招，元胡不单可以止心脑血管的疼痛，止消化系统的疼痛效果也好，如消化不良引起的肚子痛，而且它对失眠也有神奇的作用。

由于它行气活血作用特强，元胡跟三七配伍，可以作跌打药，加强血脉流通之效。

所以当老师看到三七的价格蹭蹭蹭往上涨，我就选择元胡了，比如说要用丹参、三七来治疗跌打损伤或者心脑血管堵塞，那我就用元胡、丹参，效果不会差太远。

一个医生要善代，什么叫代？就是说贵药假药多的，你绕过去，就用平常药，也能收到神奇的效果。

《雷公炮炙论》记载，治心痛欲死，用金铃子散，元胡配合川楝子，这组对药号称前胸、后背、肚腹、腰肾疼痛的黄金搭档。

无论是循环系统的心痛，消化系统的胃肠痛，生殖系统的腰背痛，呼吸系统的胸痛，还是慢性病引起的肝胆痛或者生气以后肝胆痛，元胡、川楝子加到辨证方中去，可以羽翼行气药之效，可以增辉止痛药之妙。

四逆散配金铃子散，叫四金散，金是多么厉害，它可以通治肝气郁结疼痛。

肝气郁结，首先会胀，所以要吃一些能行气的药，像枳壳，就可以破胸锤，吃完后就不郁结，不胀了。

肝气郁结还会上火，叫肝郁化火，所以要用牡丹皮、栀子，或者生甘草，能清热解毒降火。所以有些人生气以后，暴跳如雷，那就是火，火是跳得好厉害的，面红目赤，暴跳如雷，四逆散加牡丹皮、栀子、蒲公英，降火。

生气以后，会怎么样？会胃口不好，赌气，噘嘴。木本来疏土的，现在木生气了，它没力量来疏土了，就用四逆散加焦三仙。

生气以后还会怎么样？还会紧张，睡不好觉，所以四逆散里重用芍药 30 克或 50 克，可以让生气以后颅脑的紧张得到放松。

生气以后还会怎样？还会胸口堵闷，气滞则血瘀，气行则血畅，气机滞塞以后，血脉不通，或刺痛，或憋痛，或闷痛，或胀痛，总之痛得坐立难安，如坐针毡，非常辛苦，那我们四逆散要配什么？要配四物汤，要配胸三药，治疗生气以后有瘀血。

有些人气得嘴唇都发乌了，我们一看，四逆散加四物汤，非常灵活。

生气完以后呢，还会产生湿热，气滞则湿停，气行则湿行。

所以有些人舌头伸出来舌体淡胖，水滑的，怎么用化湿的二陈汤没效，用健脾的六君子也恢复不过来，用参苓白术散也是短期疗效尚可，随后又湿气弥漫，那就应该用四逆二陈汤、四逆六君子汤、四逆参苓白术散，因为这种湿是被生气扰乱的，要理顺气机，令湿浊排去。

生气还会造成什么？会中风，有些人一气就发热，热极了就上火，火急了就生风，手就发抖，所以四逆散要配合天麻、钩藤，定风。

去年老师治疗一例手抖的病人，抖了三个月，没有治好，找到我，我给他开了天麻钩藤饮加四逆散，吃一周手就不抖了。

小病调气血，大病理阴阳。

元胡、川楝子，就是调气血最妙之物。

《日华子本草》讲，元胡索可以暖腰膝，治卒暴腰痛，突然间腰痛。

老师在任之堂的时候，碰到一位朋友，他老爸闪到腰了，痛。他问：“怎么办？”

我说：“元胡是止痛的妙药，不管是前面的胸口，还是后面的腰背效果都很好。买元胡，跟 50 克杜仲一起煮。”

他说：“吃了稍好，就是不根治。”

我马上想到，忘了交代，贪懒没有多写两个字，然后我再多写两个字，醋制元胡，他再去抓，吃了两剂就好了。

所以元胡一定要醋制，醋制以后止痛能力就会增强，也会加强血脉的流通，对卒暴腰痛有奇效。

六味地黄丸治疗肾虚腰痛，加点醋制元胡进去，标本兼治，效果更好。

《药性赋》讲，元胡活精血，疗产后之疾，调月水，治胎前之证。

余老师治疗的一些不孕不育的病人，常会用行气的药，用治跌打的药，用活血的药。

女人经水不调，皆是气逆。妇人心烦潮热，都是郁生。

我们用四物汤顺经水，再用元胡、川楝子，行气降逆。

行气药大都温燥，唯独元胡、川楝子配在一起，行气又降火。

生气以后，眼珠子肿胀痛火大，就用元胡、川楝子，它就是丹栀逍遥散。肝郁了会生湿，肝郁了会气结长包块，都可以用元胡、川楝子。

《药性解》记载，一切阴血作痛之证，元胡皆可治之。

血液循环不好的，还有风湿关节痛，天气一变化，血管一收缩，血液过不去，疼痛，醋制元胡，加到风湿药里，可以羽翼风湿药，加强风湿药之效。

《本草备要》讲，元胡乃治血利气第一药。

元胡打成粉，就是止痛粉了，属于广谱止痛药。

我们讲了，小病要调气血，就是要行气活血，可以吃点醋制元胡，心开郁解，气血通畅，大气一转，百病乃散。

《本草纲目》记载，元胡，活血利气，这个都知道，止痛也知道，但是它还有一个效果：利小便。

前列腺出问题的，尿积在输尿管就疼痛的，盆腔有积液的，妇科杂症的，加点元胡，利小便，马上理顺输卵管、输尿管、输精管。

元胡能行血中气滞，气中血滞，故专治一身上下诸痛，用之中的妙不可言。

《本草汇言》记载，凡用之行血，酒制则上行；凡用之止血止痛，就要用醋制；凡用之破血，就是要治疗包块的，就要用生元胡。宫肌瘤、肝囊肿、梅核气，要用生元胡，用之调气血，妙用如神，随病治之，应用无穷，这对元胡的赞誉是非常高的。

《药类法象》记载，元胡破散癥瘕积聚，能温暖腰膝肚脐。癥瘕积聚，就是包块。它为什么能够温暖？大家要好好想一下，元胡本身性温，但是它能让气血流通。像大洋西岸，据说洋流所过之处，必定是渔业丰满之所，像秘鲁渔场、世界渔场。所以元胡加到四逆散，可以让气血畅通到四肢百节，十二经络，五脏六腑，奇经八脉，让气血畅通出去，分布出去，对这些纠结的，思则气结的，思虑过度伤肝脾的，元胡索可以起到重新调配，分布气血的作用。

气血一重新调配分布，那手脚不就暖洋洋了。

所以有的时候，吃了补肾药，身体怎么还暖不起来，加点元胡，把这些药分出去，就暖了，不然药全部集中在肠胃里，像古人讲到的财聚则人散，就是说补益药不断聚在腰肾肚腹里，会引起遗精泄泻，用元胡把它们分散到五脏六腑去，结果财散则人聚，就是说这些补益药分散出去了，你精气神就具足了。

所以补益药里加陈皮，可以防止上火；加砂仁可以去除滋腻；加元胡可以让补益药更温暖，更透达，更无往不利。

元胡，老师用一句美誉来形容它，它就是人体的物流系统。什么叫物流系统？就是说东西南北、上下左右、内外前后的气血不足，它都可以对流，不断对流，随时都在调匀，所以它是一味入道的药，古往今来医家对它的赞誉极高。

《医学启源》记载，元胡治脾胃气结滞不散，就是说脾胃里，这些结气，思则气结，思伤脾，所以一个人思虑过度，用元胡，一看，就是千丝万缕百忧虑的，千思万想百般好，最后落地一根针，就是说你每天想了好多想法，其实行动就是一个。所以元胡可以加强人体的行动能力，因为它是行气的。

行气药大都有助于让人果决，当你决断不了的时候，用点芳香行气药，蔻仁、砂仁、元胡，你做事情就会果断一些。

《太平圣惠方》记载，凡产后污秽排不净，肚腹满，或者产后血晕，怎么办？用元胡炒过后，研成粉末，酒服2钱，效果好。

生完孩子以后，头晕目眩血晕，手足烦热，气血就是生不起来，软绵绵的。不要紧，我们有快递系统，你需要什么，宅急送，立马给你送。所以营养一吃进去，借助元胡，送到需要的部位。只要产后营养足够，然后加元胡。

它是顺其性的妙药，产后的营养叫养其真，现在人营养过剩了，已经有余了，所以老师的方药里头，养其真的药放的少，大都是顺其性的药，因为现代人营养丰富，我们要顺其性，帮助他营养消化跟配送，不能狂收橘子，却烂在田地里，元胡就是物流系统，把营养送到需要的部位，钱又赚到了，橘子又不会烂掉，物尽其用。

还有便秘，老师刚才讲了，这个生气会导致什么？会导致便秘，机理是什么？生气了，气会滞塞，滞塞就会气结，愁肠百结，肝气郁结，郁结不单表现在乳房的小包块，还会结在肠上，继而导致便秘。

有一位王妃，她是生气着怒以后，三日大便不通，下面不通，心口就痛得不得了，李时珍就告诉她用元胡打粉，每次3钱，温酒服下，谁知准备了两天的药，吃一次就好了，吃下去肚腹翻江倒海，稍顷，就是一炷香左右时间，大便通而痛遂止。

三日大便不通，一味元胡索。

所以你不要看元胡只是止痛片，它居然也是通便药。

有一位华先生，他经常肚痛拉肚子，拉到最后卧床了，垂死挣扎。

然后李时珍到他那里一看，笑笑说："就是肚子不通畅嘛！"

元胡索，3钱，打粉，然后用米汤送服，吃一次痛去一半，再调理数次，即安，生龙活虎。

所以元胡，是可以治疗心腹痛的。

有一病人，遍身疼痛，不可忍受，有的说是湿气，有的说是中风，有的说是瘀血，有的说是跌打伤，但是治疗都没有一个很好的效果。结果有一位周医生讲，这是气凝血滞，就是气血同时受堵。为什么？因为观他嘴唇乌暗，嘴唇乌暗说明已经有血瘀了，有血瘀一定有气滞，有气滞不一定有血瘀。你们要记住，气滞是表层的，你生一场气，哎呀，胁胀胀的，有气滞，但不一定有瘀血，只是胀，但是生气不断地累加，使血行不畅，堵住了，那就有血瘀了，嘴唇就发乌了。

既然诊断是气凝血滞，好，气凝用元胡，血滞用当归，由于他是遍身疼痛，遍身疼痛要治哪一脏腑？

诸痛痒疮，皆属于心。

所以用肉桂心，三味药等分，温酒每次调服三四钱，结果痛就好了。

从而证明元胡是活血行气第一品药。

还有一病人，平时就喜欢养生，锻炼身体，活蹦乱跳，导引吐纳，打拳跳绳，跑步赤脚，结果有一次玩运动器械，身体不小心扭伤了，肢体老是拘挛紧张，放松不了，疼痛。

就服元胡，服数次即愈。

就是说你运动伤、扭伤这些，想不到元胡效果也这么好，拘挛，像这个毛巾拘挛打结，元胡就能散结，就放松了。

元胡治痛症。

以后看到急性胃挛痛，用元胡止痛片，不要整颗就吞下去了，要记住，将药片研成细粉再吃下去，它一下子就散出来了，药散药散就是取它快，像天兵天将一样，一下子就散出来，像蜜蜂一样，如果聚成一团以后，一下子就被人拿袋子收走了，蜜蜂群散开的时候，大象看了都怕，都得拼命跑。所以药散它起到非常威猛的作用，速效。

1969年马有度开始带学生下乡巡回医疗，他经常下乡义诊的，见农村痛症甚多，仓促之间，怎么办呢？用西药，西药不但贵，而且西药止痛容易复发，没有解决气滞血瘀的问题，只解决了疼痛的问题。

然后搜集古书，发现元胡是止痛妙药，用醋炒元胡打粉，一次6克，开水送服。

结果病人凡大叫疼痛的，就先给他吃点元胡，有一次一个病人喊着疼痛过来看病，马老师随手就给他包元胡吃下去。结果病人说他是来治失眠的，很痛苦，不是很痛。

但是误打误撞，病人吃完之后觉得昏昏沉沉的，突然间有了困意，就赶紧睡了，并且睡得很平稳，睡醒之后，各种痛苦都消失了。

因此马老师悟出，元胡有类似安神之效，不仅疼痛速解，还昏昏欲睡，但是剂量要大。单用粉服的话，也是6～10克，用汤剂一般要用到30克。

为了弄个明白，马先生查阅历代本草文献，均未见元胡有安神记载，又查古今医案，亦没有看到它有治疗不寐的报道。欣喜之余，就把此方定义为秘方。

以后马老在诊治每遇虚烦不得眠的情况时，就在酸枣仁、夜交藤基础上再加元胡粉末，收效奇特，而且头痛、头晕的症状也可以迅速解除，因为失眠的人大都有头痛、头晕，速解。

有些病人没办法煎药，直接把元胡打成粉，就是安神粉。

现代研究发现，果然，元胡索在镇静催眠方面确有作用，而且剂量增大，它的作用会更加明显，这就是重用元胡治失眠的案例。

我们看《得配本草》上面元胡的配伍。

元胡配全蝎，可以治疗疝气急痛。

元胡配川楝子，可以治疗心痛，感觉要冒火了。

元胡配车前子，可以治小便不通。

元胡配益母草，可以治疗产妇恶血排不出去。

元胡配乳香、没药，可以治疗跌打损伤。

元胡配钩藤、天麻，可以治疗血压不降。

胁肋疼痛，元胡可以配香附、郁金。

痛经，元胡配当归跟橘红，号称三神丸。

腹胀，元胡可以配木香、砂仁，这是行气药的奥妙之处。

第54讲

附　子

> 附子回阳，救阴寒之药。

附子，味辛，大热之药，可以将血脉变得汹涌澎湃。

这味药一进到肚子里，身体就开始发热，兴奋。

阳化气，所以附子在古代有一个说法叫善逐，追逐的逐；又叫善足，善于徒步。

所以走路拖泥带水湿气重，病初则用除湿的黄芪、薏仁；如果腿脚还不够灵活，要加点附子，补肾，而且补肾阳，补命门之火，加强动力。说白了，它就是往火车里添煤加油，使它更有冲劲，芳香是小冲动，附子大热是大冲动，是一个冲劲很足的药，由于它冲劲足，所以它能回阳救逆。

久病体衰，大汗淋漓，古代叫作亡阳，阳气跑掉了，阳随阴泻了，这时重用参附汤，回阳救逆，所以附子叫回阳救逆第一品。

以前医院里有一个参附注射液，治疗心脏跳动无力、低血压。

心脏需要两种物质。一种就是气，所以用人参补气。一种是阳，所以用附子壮阳补阳。气就可以充足起来，阳就可以有力地推动。阳主动，所以附子是动药之王，它可以推动的。

附子补火助阳，第一个大功效是回阳救逆，最重要的是，其他药物没法代替。

第二个，补火助阳。你看，干姜、砂仁都可以补火助阳，而附子补的是命门之火，补的是元阳，一切沉寒痼冷，用之无不奏效，比如说脾胃阳气虚，水谷腐不熟，导致溏泻。

这个锅底无火，水谷不熟，便溏，用附子理中丸可以治疗。

以前在龙山，我们用最多的就是附子理中丸，因为龙山那地方靠近水，湿气重，好多工人大便稀溏，一个月下来，没有几天大便硬实的，都是稀溏的多，他们又喜欢喝寒凉的茶，结果大便更不成形。

我就建议他们买附子理中丸，或者桂附理中丸，加了肉桂，这个温阳之力更强大，几乎十愈八九，十个里头，八九个吃完以后，大便就干爽了。

他们早上要出去采茶叶，如果受了雾露之邪，淋了风雨，回来大便就稀溏的。

让他们吃附子理中丸，吃完以后，一碗水喝下去，再出去干活，风雨无阻，风雨不侵，雾露不入。

做老师的要去支教，要到外地去，就免不了水土不服，要用藿香正气散挥霍缭乱。

水土不服，用藿香正气散；到一个地方吃到生冷东西，大便溏泻，大便不成形，还有天寒地冻，出现鼻塞，用附子理中丸。

脾阳虚就会便溏腹泻，脘腹冷痛；心阳虚会出现心慌心悸，短气，心肌缺血。所以春夏养阳，秋冬养阴，夏天的时候，血脉膨胀，汗大出以后，心气不够，买点生脉饮，或者熬点参附汤，此为春夏养阳，到秋冬了，关节痛就会减少。

春生在肝，夏长在心，长夏在脾胃，秋收在肺，冬藏在肾。

所以夏天是补心最好的季节，也是补血管最好的季节，夏天养阳。

肾阳虚一般会出现水肿，要么小便不利，要么夜尿频多，可用金匮肾气丸或者桂附地黄丸。

以上二药可以治疗夜尿频多，老师这方面的案例非常多，老人家晚上要上七八次厕所，水都不敢喝，嘴唇都干裂了，她一喝就要漏尿。

我让她去买同仁堂的桂附地黄丸或金匮肾气丸。

吃了三盒以后，到现在夜尿都没有超过两次。

所以腿脚沉重就是阳虚水湿盛，夜尿频多就是阳虚，不能够气化，就用金匮肾气丸。

再看附子的第三大功用——散寒止痛。

它可以散哪方面的寒呢，通身上下，因为附子通行十二经，不是一条经，所以它暖的不仅是脾、胃、肾、心，它暖十二经。

附子称号非常多，是药中的极品，通行十二经。

有一妇女，小肚子部位有鸡蛋大小的，常年冰凉，热水袋放下去，都暖不起来，后来吃小茴香、肉桂、干姜为主药的少腹逐瘀汤，因为小腹里面有一团东西，就是瘀堵，然后再加附子、老干姜。

附子、肉桂、老干姜，全具足。记住，普通的寒凉，用少腹逐瘀汤，严重的寒凝血瘀，冰伏寒邪，就加附子进去，针对丹田的那块寒凝血瘀，立马就融化掉。

第一剂下去，她就感觉好像冰疙瘩融化一样，松了，三剂药吃完，月经通调，多年未愈的，冰寒感，就好了。

这个是屡用屡效的案例，王清任敢把它叫做少腹逐瘀汤，就是说，少腹里的瘀滞，乱七八糟的东西，此方都可以化开。少腹在哪里？下焦。

少腹逐瘀汤，可以温子宫，对于妇女寒凝血瘀证的效果太好了，你只需记住寒凝血瘀这四个字，这汤方就活了。病人有没有寒凝？手脚有没有冰凉？血瘀有没有刺痛？好，既有刺痛，又有冰凉感，脉沉细，或者涩的，此汤方用之无不建功立业。

那散寒止痛，它可以散哪方面的寒？散关节的寒，所以严重的关节痛，我们要找乌头。

这个散寒止痛，之前讲过，白虎历节，严重的风湿关节痛，有附子，附子一般要久煎，用量大的话10克以上，一般要先煎半小时到一小时，不麻舌不麻嘴才可以，如果吃完以后，觉得麻舌麻嘴，用生姜、绿豆，或者甘草水，可以把它的毒或不良反应解掉。

《神农本草经》记载，附子主风寒咳逆，为什么支气管哮喘，我们用小青龙汤，吃了喘就会稍好，但随后又容易发作，那要加什么？附子，因为小青龙汤里头有细辛、干姜、五味子，它可以将胸肺里头的寒饮宣发掉，但发现还会喘。

附子，纳气归田，它可以暖腰肾，使命门之火能生脾胃土，脾胃土就能够生肺金。

碰到老是咳嗽气喘的病人，用小青龙汤效果不好，用手摸一下他的腰背，凉的，腿和脚后跟也是凉的，再让他做一个摸地的动作，两手攀足固肾腰，摸不到地，说明已经寒凝了，关节跟筋骨都硬了，这简单，用小青龙汤加附子10～20克，关节筋骨马上就松软了，咳嗽气喘也好转了。

《神农本草经》讲，附子主风寒咳逆，所以天气一凉，就反复咳嗽的，附子可以回阳救阴，回阳是什么？春暖花开才叫回阳，就是寒冬腊月的这些寒凉痼疾，用附子来回阳，它是救阴寒之药。

《神农本草经》又讲，附子可以温中，所以附子理中丸，专治形寒饮冷，脘腹冷痛。

附子又可以破癥坚积聚，这太重要了。

水在常温之下可以流通，天气转凉的时候，它就会收缩，河流会变浅，天气大冷的时候，它会结冰，变成冰块，可见温度下降的时候，人体经脉就会堵塞，血管会收缩。

血管受凉以后会产生癥坚积聚包块，像冻肉，从冰箱拿出来是硬的，一旦解冻以后，吸阳气以后就变柔软了。

像蜂蜜，冬天放的时候像猪油一样硬，一到夏天吸阳气了就软了。

所以人关节僵硬，包块僵硬，肿瘤摸下去顽固的，就用附子，干什么呢？

回暖啊。

春暖百花开，春暖积雪化，记住，这些癥瘕积聚，如肝囊肿、肺积水、肠息肉等顽固久不愈的，大都是本虚标实，虚在哪里？虚在阳气不够，阳化气功能减弱，所以用附子增强阳化气能力。

好多人用白花蛇舌草、猫爪草，或者半枝莲，来治疗这些肿瘤包块，但这些药是治疗它的标，让包块变小，就是说这肉一冻它就变小了，可是它还是硬的，而厉害的中医他就治他的本，用桂枝汤加附子，让它变大变松变膨胀，最后变散变没。

有的时候，老师治疗包块类疾病，如乳腺增生包块，吃了一个月，包块变大了，病人就很害怕，吃到两个月呢，就消掉了。

附子还主寒湿。记住，如果用肾着汤治疗这腰以下如戴五千钱，好像这个腰部非常沉重。

早上晨僵，什么是晨僵？就是早上起来关节像僵尸一样，动不了，要揉好久，那就不要再睡凉席，必须睡草席，或者加一层薄被。

这种叫做寒湿，用什么？附子理中丸，服用下去，或者附子加进肾着汤，马上破冰之旅开始，吃到两三天以后，发现早上起来腰和关节不僵硬了。

附子在老师看来，用四个字形容它，蒸蒸日上。

额头上有黑气要用桂枝汤，下巴有黑气用附子汤，为什么？下巴有黑气，下半年，或者这个下半身腰以下出问题，就用附子汤。

上半身呢，额头上面的黑气，说明上半身心肺，或者上半年容易出问题，要用桂枝汤。

有人好钻牛角尖，那中间呢？鼻子周围一团黑气呢？

那就用附子理中丸或者桂附理中丸，温中焦，但是要记住，附子上、中、下焦它都温的，所以寒湿在上，用桂枝汤；寒湿在下焦，用附子汤、真武汤、肾着汤；寒湿在中焦，那就附子理中汤。

如果舌苔垢腻如粉，说明寒湿在中焦，可以用草果、槟榔、厚朴，即达原饮。

更厉害的，要加附子，破冰之旅，从此开始，你看舌苔垢腻如积粉，积粉那不是积雪吗，阳化气，就把它化过来了。

所以老师看到有些人舌苔厚腻老退不了，我就会用附子，如果用牙刷刷舌头，我就知道了，这肠胃动力太差了，蠕动缓慢，就用附子。

如果用砂仁、木香还推不动，我才会想到用附子。

《名医别录》记载，附子主脚疼冷落。

老年人膝痛不能步行，我们用养筋汤，治疗膝盖痛，如果发现他的膝盖还打不开，要加附子。

养筋汤，就是把膝盖的阴液养足，附子呢，让膝盖能够提起来。

你看走路，有些人很厉害，他高抬腿，抬得高不高，就看阳气，就看附子，你走路步子能不能迈开来，就看阴液，看这个熟地。"养筋芍地酸麦天，巴戟天和白芍"，是让筋变得柔软的，就是说你的脚能不能很轻松地伸开来，就看阴液足不足，像用这个胶钳，好滑好好用，因为它润滑液足；像踩自行车好顺滑，因为自行车点油点得好，但你踩得快不快，就看你够不够力；就是你的腿抬得高不高，就要看附子温阳；这抬得润不润滑，就要看熟地滋阴。

如果一个病人过来，我看那腿抬得不够高，肯定要用点附子；如果走路拖泥带水，肯定要用点茯苓、白术；如果关节咔咔咔地响，又展不开，肯定要用点酸枣仁、熟地、白芍。

我们再看，附子可以坚筋骨，所以老年人钙流失，中医从来不是简单去补钙的，吃核桃或者吃钙片补钙，但一段时间不吃又缺钙了。

你在吃钙片或吃核桃的基础上，再吃点五味子跟附子。

附子为什么能够坚筋骨？《黄帝内经》讲，阳主固密。

所以吃下去，不单骨头会硬，走路会大步一点同时也不容易流汗，也不会大汗淋漓。

《药类法象》讲，附子性走而不守，所以闭经可以用它，温经汤加附子，重用附子，这个月经就会如春暖花开，水泉复流。

四君子汤加附子,是除寒湿要药,因为四君子汤健脾,脾主四肢,加附子呢,附子就到四肢去了,所以它是除寒湿之圣药,通经络之王药。

《药性赋》讲到,附子可以除六腑之沉寒,补三阳之厥冷,背凉、胸凉、胁肋凉,它都可以除。

胃冷,肛门冷,咽喉冷,附子也可以暖。人家问,胃下垂,脱肛,子宫脱垂,什么药最好?有人说黄芪,其实附子更厉害,只是一般附子不出马而已,黄芪它是相,附子才是君王。

长期脱肛治不好的人,用理中丸要配补中益气丸。发现补中益气丸吃下去,病人说脱肛有好转,但是没根治,加桂附理中丸一起吃,根治了。

古代讲,附子无干姜不热,附子非甘草而不缓。

所以四逆汤药物组成:附子、干姜、甘草。

你看无干姜不热,就是说附子是"点火"的,干姜可以"续油",可以续附子的烈焰,因为干姜培土,可以暖胃,那为什么要加甘草?

在广州中医药大学的时候,到实验室里,做离体蛙心实验把青蛙剪开,在青蛙的心脏里,注射煎液,然后要停跳的心脏,可以迅速跳起来了,心脏好像救过来了,等一下很快就衰竭下去。如果注射附子、干姜跟甘草煎液,加了一味甘草而已,它就缓慢地重新复跳,而且跳好久都不停,就持续的时间,是只用附子跟干姜的10倍以上。

《本经逢原》记载,附子气味俱厚而辛烈,能通行十二经,无所不治。

暖脾胃而通噎膈,补命门而救阳虚。

有些病人噎嗝,为什么噎嗝?喉轮跟命门相通,命门开合厉害的,他喉轮绝对不会堵,所以食管癌病人,十有八九,都是气不能纳和丹田,所以暖脾胃丹田,则可以通噎嗝,补命门火弱,便可以救阳虚。

附子,除心腹腰膝冷痛,开肢体痹湿痿弱,疗伤寒呃逆不止,主督脉脊强而厥,救寒疝引痛欲死,敛痈疽久溃不收。

痈疮久溃不收,肯定不是热毒,而是阳气不够,阳主固密。用附子让痈疮收口，必须是用于用了好多抗生素，吃好多凉药，还有好久都不好的中老年人病人，不然年轻人吃下去，还会发痈疮。

所以中医好厉害，一味药，在热毒的人身上，它可以发毒发疮，让疮更多；在虚寒的人身上，它可以让疮收口。

《神农本草经读》记载，附子火性迅发，无处不到。

它配合人参，可以壮元神。

它配合白术，可以治寒湿。

它配合黄芪，可以治虚弱。

《普济方》讲，小便不通，尺脉微弱，利水又利不出来，是虚寒，用炮附子，加泽泻，煎服便愈。

附子温阳，泽泻利水，所以温阳利水。就是出太阳，加上挖沟渠，这些水就会利出去。

有一胃下垂病人，少气懒言，就是说平时话很多，但是到一定年纪了就不想讲话，叫少气懒言，中土虚，脾开窍于口，叫脾虚。

补中益气汤下去，稍好，但是就是不能随心所欲地讲话，然后加附子、艾叶、小茴香之类的药，暖下焦之土，就是暖下焦之阳火，来温脾土，脾一旦振作，这个胃下垂就好了，口吐清水也好了，少气懒言的症状也恢复了，所以脾虚力弱当补脾，无力的时候，就要补肾，因为火能生土。

好，我们再看一个神奇的案例，纵欲加上饮冷。新婚夫妻，喜欢吃冰块，冰饮半碗，居然出现一种症状，什么症状？躺在家里，鼻孔黑如煤炭，在那里喘息，身体动不了，家人吓坏了。

这是阳虚，阳主动，他动不了，是房劳过度后误食生冷，叫做阳气暴脱于外，身体没有阳气守护，他就动不了，急用大剂量附子理中汤。

一剂下去，暖了，冰在肚子里的那些东西融化了，就拉肚子，病人拉完后，身体就精神地坐起来了，第二天再进一剂就好了。

所以病情危重的时候，命悬一线；好起来的时候，活蹦乱跳，其实就是那团阳气在作用。

附子有非常多精彩的案例，但是哪些是必用附子的，我们要知道。其他用普通的干姜、肉桂就行了。

第一，张口抬肩，气机都不相续的寒喘，必用附子，空调房用呼吸机都恢复不了，用附子、沉香，气沉丹田。

第二，脉微细欲绝的，脉摸不到，用附子、人参壮脉，真正的回阳生脉饮。生脉饮对普通的脉微细有效，真正要让脉强大，还得用回阳生脉饮，即那种临危的脉象。

第三，缩阳症，人极度寒冷，舌头缩进去了，阴器也缩进去了，称为缩阳症，必用附子，否则的话很难救好，所以它乃起死回生之神品。

譬如，当时有次霍乱，福州市的一名病人，吐泻并作，最后神呆色夺。什么叫神呆色夺？神呆傻，这个气色好像脱落一样，比如油漆，经过多年以后剥落了，那种珠光宝气，人的神气没了，一看下去，像僵尸死人一样，叫色夺。昏不知人，浑身冰凉，口噤不开，六脉俱微弱，如丝缕，气息奄奄，举家痛哭，忙着准备后事。

怎么办？王著础医生说，此时唯有回阳救逆第一品才能救治，用炮附子、干姜各30克，炙甘草20克，没想到病人居然汤药灌不进去了，只好用小管从嘴角导进去。

第二天苏醒过来，吐泻就好了。从此又活过来了。

这就是救命的案例，三味药，附子、干姜、甘草。

再看《得配本草》。

附子配蜀椒、食盐，可以下达命门，所以命门凉冷可以用。

附子配干姜，可以治疗中寒昏困，就是中焦寒凉，人昏昏沉沉很困倦。

附子配生姜，生姜往上走可以治疗肾冷头痛。

附子配白术，可以治疗寒湿关节痛。

附子配半夏，可以治疗胃中的寒痰。

附子配泽泻，可以治疗小便虚闭。

附子配肉桂，可以补命门之火。

附子配人参，可以治疗大汗亡阳。

附子配熟地，一个点火，一个添油，可以治疗百病体虚，阴阳两弱。

附子配白术或者苍术，可以治疗脘腹冷痛，大便溏泻。

附子配白术、茯苓，叫真武汤，可以治疗身体用了大量抗生素后体弱，寒湿重，身体水肿。

干　姜

 干姜治冷，转脏腑以温。

干姜，它有温中回阳、温肺化饮之效，所以它是温上、中焦的药。

温下焦的是什么？附子、肉桂。

干姜治冷，可温肺、健运脾胃，最出名的就是理中汤。

理中汤化痰饮于无形，温脾胃于顷刻，顷刻之间就把脾胃给暖过来了。

干姜温肺化饮力量比生姜要强，生姜止呕降逆功用比干姜要强，而且生姜更能发散风寒，可治疗外感风寒表证，干姜能够治冷回阳，对内伤冷饮效果好。

形寒饮冷，究竟是形寒，还是饮冷？是老吹空调脉浮紧，还是吃凉冷的东西脉沉迟？

吃凉冷的东西，脉沉迟的，用什么？干姜，能够温中回阳。

经常感受雾露之邪，风餐露宿，导致形体受寒，或者睡凉席，老是打喷嚏，流清涕，用什么？生姜。生姜可以发散风寒，干姜却可以暖胃温阳。

所以干姜常跟附子联用，加甘草叫四逆汤，能够通行十二经，温暖脏腑表里。而生姜，经常跟桂枝或者防风联用，可以温肺解表，温中开窍。鼻塞，风寒湿痹阻，生姜就可以开窍。

一般而言，干姜是回阳通脉，附子是回阳救逆，它们不一样，干姜能够让脉通过来，而附子却能让脏腑醒过来，恢复力量。

《神农本草经》记载，干姜能够主治胸满。

哪种胸满？痰饮蒙胸的，中医学院以前有一位病人，拍肺片，两片肺都是阴影，吓死了，问这是不是癌症。杨医生说："你是不是每天好多痰？"他说："对。"杨医生说："这是痰饮，你不要担心。"开小青龙汤。

"小小青龙最有功，风寒束表饮停胸"。这个干姜、细辛、五味子，可以温散寒痰留饮。

吃完七剂药，再拍肺片，肺中阴影就没了。

所以有的时候，胸里"乌云密布"，云层厚的时候，就要下大雨，不下大雨，就很难受，小青龙，青龙就是降雨的，治水的。小青龙一去，一温镇，就发汗、利小便，水就出来了。

服完小青龙汤后，会发现，小便量变大，人的汗孔也打开了，舒服了，等一下就是晴天。所以小青龙汤主胸满。

所以普通人痰饮胸满，咳喘上逆，中焦虚冷，食物腐熟不了，吃进去就吐出来，干姜温中，温暖了那食物就往下走。

生姜是止呕圣药，机理是什么？因为它性温，不热也不寒，非常温和，比如说你的手一碰到冰箱，就会赶紧缩回来，太冷了，所以胃如果寒了，食物吞下去，它也会反胃的。

中老年人长久卧床，突然间不断打嗝，早上一定要给他吃姜粉，吃了打嗝现象就会缓解。老师不单教你治呃逆，里面的机理还跟你们讲清楚，好像你们洗澡，开到这个冷水，碰到了赶紧就闪一边，开到这个热水、温水，冲洗着就不想走，冷水呢就会缩回来。所以食物一旦进入到脏寒腑冷的身体里，它就容易吐出来，不能腐熟也。

最近觉得好奇怪，怎么对食物的欲望不够强大了，吃东西不猛了，弄点姜粉来，就可以增强胃肠道蠕动，把胃里的"烤箱"变暖，变暖了，食物进来就化了，如果不变暖，吐出来的还是原来的食物。

有些口臭的人，可以长期服食姜粉，每次不用多，早上起来，小半调羹，服食以后，口中的这些臭浊就会消掉，因为姜粉是辟恶辟臭的。

《药性论》讲，干姜治腰肾冷痛。

腰肾冷痛，不是用杜仲跟附子吗？干姜不是温中上焦的吗，它怎么能温到下焦了？

它是治疗腰肌劳损的腰肾冷痛，因为脾主肌肉，所以肾着汤里，没有一味补肾的药。

白术、茯苓，再加干姜、甘草。

脾主肌肉，肾周围包的是什么？包的就是肌肉，肾周围的肌肉都暖了，你的肾肯定温了。

所以为什么老师可以不用任何一味补腰壮肾的药，就仅凭白术、茯苓、甘草、干姜这些暖脾胃之品，就把肾劳损腰寒凉给治好了。

因为我们洞悉这个道理，什么道理？脾主肌肉，腰肌劳损就要治脾，所以这个温脾胃的四味药，茯苓、白术、干姜、甘草，张仲景没有叫它暖脾汤，而把它叫做什么？肾着汤。哪味补肾？没有熟地，也没有附子，怎么叫肾着汤？原来张仲景在当时就看到了，想要治肾，必须治肾周围的肌肉，通四肢关节，脾主四肢，所以干姜暖脾，脾暖了，四肢就会温暖。

曾经有一位关节疼痛的病人，每日关节都痛，一看舌苔水滑，余老师说："开小青龙汤。"我问病人："你咳嗽吗？""不咳。""你痰多吗？""不多。""奇怪，怎么是小青龙汤？"

吃了七剂药后，第二次来复诊，好了，关节不痛了。

关节痛，用小青龙汤，没有在医书上看到记载。但余老师讲："肺主治节，肺里有寒痰留饮，关节就会冷，绝对的，毫无疑问。"

所以小青龙汤把肺暖过来了，春暖花开了，关节痹痛就消失了。

凡夜尿频多，小便清冷，可用干姜温中气化。

《本草乘雅》记载，为何叫干姜？它这里解释得非常妙，它说，干姜的姜通疆界、边疆的疆，营卫气血，阴阳表里，如果这个地方护卫能力降低，那么干姜就可以像猛将一样迅速抵达边界，驻守一方，能使气血安平，如同捍卫抵御外邪侵犯的边疆。

所以干姜、生姜，都可以提高身体驻边能力。

为什么鼻炎、自汗、身体怕冷，用玉屏风散，稍微好转，却不能根治？因为你没有如法。如法就是古代要用姜粉来送服玉屏风散，这是遵循古法。

药一定要用道地，古法要遵循，所以读书要重细节，不要看到玉屏风散就是黄芪、防风、白术，后面就不看了，后面还有一招，用姜送服，可以提高它的固表能力。

《日华子本草》记载，干姜可以消痰下气，治疗吐泻腹冷。

《药性赋》讲，干姜生则逐寒邪发表，炮则除胃冷而守中。生的驱寒发表，炮制的除胃冷守中，用姜一般要配甘草，为什么呢？发散寒邪，发散过度容易耗元气。

辛以散之，用干姜容易壮火食气，耗元气，里面就虚了，那么我们用甘草，就是少火生气，甘草就是土，土有固的作用，就能固住干姜的热气。

有一个潮州的病人，他经常喝姜汤，但胃还是冷的。

我说："你换一种思路，姜放少一半。"

他说："我吃双倍了还冷，减一半能热吗？"

我说："不要着急，姜汤里再加炙甘草10～15克。"

他回去的时候，就用这个姜草汤，发现喝下去，手脚就不冷了，胃就暖了。

孙思邈讲到，呕家圣药是生姜，凡脾寒呕吐者宜用生姜温中。

下元虚冷者，就要温补，就要用干姜。

如果上焦冷的话，用生姜；中、下焦冷，就要用干姜。

小肚子有瘀血，用小茴香、肉桂、干姜，叫三阳开泰，专门暖肚腹。

桂枝汤是解表的，它用桂枝甘草跟生姜，桂枝甘草强心，生姜就宣肺，暖上的；小茴香、肉桂跟干姜，暖下的。

姜炭可以止血，血见黑则止，它有收涩之性，所以用归脾汤，加点干姜，可以治疗身体脾虚脏寒，经血色淡，崩漏，流出来的血不是很鲜红，鲜红的是热，淡红清稀的是寒，归脾汤加干姜或者姜炭，就好了。

《补缺肘后方》讲，治卒心痛，干姜末，温酒服，须臾剂，瞬间就好过来了。

突然间心脏冷痛，服干姜粉，可以口中含。

孙思邈治过一水泻病人，他去山里打猎，然后口渴得不得了，凉的山溪水捧起来喝，然后一直拉肚子，拉到站都站不起来。孙思邈路过采药，看到他这样子，拿出姜粉给他吃，吃下去就好了。

《千金方》就记载，干姜研末，每次服用2钱，可以治疗重寒水泻。

就是说这些寒邪直中侵犯，身体中了寒邪的枪，脾胃不能暖水谷，就上入下出，吃进去就拉出来的这种水泻，可用干姜研粉。

眩晕吐逆，如梅尼埃病，头晕目眩，吐出的痰水是清凉的，用干姜、甘草两味药，叫止逆汤，药物比例为2：1。

干姜2两，炙甘草1两，打成粉，每次服用3～5钱，就可以使口吐清水、吐逆感消失掉。

张锡纯讲到，相邻的村落有位高某，40岁的时候，老是小便带血，血色淡，迟迟好不了，用各种凉血止血的药，非但没有好，反而还加重，然后张锡纯一切他的脉，脉象迟缓，迟为寒。

他马上就开干姜、白术、山药、熟地、附子、甘草。

其他医家一看，吓了一跳，小便都出血了，还开这么多的温药，吃下去，血不就更多了吗？

谁知，服一剂，血少，连服十剂，痊愈。

张锡纯那么自信，是因为《脉诀》讲无力而迟者，虚寒也；有力而数者，实热也。

　　有力而数，用黄芩、黄连，就把血止住了；无力而迟，就用干姜、甘草、附子，回阳，也把血止住了。

　　中医治出血，还得分阴阳。

　　李克绍老先生的医案记载，一位胸闷背冷的病人，晚上经常心惊胆战，感到憋气，心率变缓，每分钟45次，太慢了，摸下去脉也很缓，这该咋办？

　　李老一想，要用温热的药，让他回春，暖起来，所以应该用回春回暖汤。

　　那什么是回春回暖汤呢？春回大地的，肯定是桂枝、甘草，那么大地温暖的是什么汤呢？对，六君子汤。

　　所以他就开了六君子汤，加桂枝、干姜。

　　服药三剂，食欲增加，胸痛消失，再一测量脉搏，心跳由每分钟45次变成60次，再服四剂，心率加到每分钟70多次，所有症状消失，像背冷、憋闷感、不爱吃饭、胸闷、心惊胆战夜间尤重的，统统消失。

　　然后李老点评就提到，这是胸阳不振，寒邪内生，湿阻胸阳，所以非重用干姜、桂枝这些大辛大热之药，不足以通其胸阳，要用什么？六君子汤的茯苓、桂枝、白术、甘草和陈皮、半夏，陈皮、半夏配合茯苓、甘草，也有二陈汤的味道，所以这汤方同时集合苓桂术甘汤、二陈汤，跟干姜甘草汤，干姜、甘草暖中，二陈汤降痰湿，苓桂术甘汤温散胸中寒饮。

　　干姜、甘草就是脾宜升则健，二陈汤陈皮、半夏是胃宜降则和，然后苓桂术甘汤让胸中胸阳振奋。

　　如此饮化冰消，通体回春，胸阳振，诸症除。

　　所以这病人以前吃救心丹、补心丸、养心丹，发现胸前的憋闷感始终都没好，吃李老的苓桂术甘汤、二陈汤，再配合干姜甘草汤，好了。

　　我们再看，重用干姜治腰痛。

　　严某，年过半百，腰痛五年余，肚子也凉，非常难受，服药百剂都没好。

　　然后医生问他：“你腰是不是像捆绑一样？”

　　他说：“是啊，好像挂了东西在那里。”

哦，腰部紧束，如挂坠五千钱，这是肾着了，肾被湿气附着了，就是像毛巾一样，干爽的时候，好轻啊，一只手可以拿十条都可以，让它一泡水，拿五条都觉得有点重了，这时怎么办？

用肾着汤，干姜 100 克，白术 30 克，甘草 30 克，茯苓 60 克，稍佐以 20 克半夏，跟 15 克砂仁。只开两剂药，一剂药腰部紧束感松解，受寒则紧，得温则松，两剂下去，腹中冷痛消失，小便通畅，痰浊减少；再加细辛跟木通，服三剂，全好。

《金匮要略》讲到，肾着之病，其人身体重，腰中冷，如坐水中，行如水状，这是病在下焦，是因为衣里冷湿，久久得之。

你们要注意，衣服一旦出汗了湿了，停下来不干活也要换衣服，不换的话时间久了，就会得腰痛、腰酸，即使没有腰痛、腰酸，腰扭转能力也会下降，也会变迟钝。

腰以下冷痛，腰重如戴五千钱，干姜苓术汤主之，就是肾着汤。

我们看《得配本草》记载干姜的配伍。

干姜配附子，可以暖肾中阳。

干姜配人参，可以暖脾阳。

干姜配苏叶，可以暖胸阳。

干姜配五味子，可以暖五脏之阳。

干姜配陈皮，可以暖胃阳。

干姜配半夏，可以治疗胃寒呕吐，所以叫干姜半夏散。

干姜配甘草，可以治疗脾寒水泻。

干姜配细辛、五味子，可以治疗寒饮留在肺中，像哮喘，晚上老年人床下要放一个痰盆的，为什么？懒得起床了，吐在痰盆里，醒来痰盆里都是痰水。

"若要痰饮退，宜用姜辛味"。夜咳肺间寒，就用姜辛味加六君子，无往不利。

草　果

　　草果消溶宿食。

　　草果这味药，最早期是做佐料用的，所以在《饮膳正要》这本调理膳食的书籍里提到，煮肉食，加草果一两枚，能芳香化浊，开胃去油腻，或者做凉拌菜，使用草果调汁，浇到菜上。

　　草果味芳香，能温中散寒，增强食欲。

　　草果辛温，能够健脾燥湿，化痰截疟，所以肚腹满闷、反胃呕吐可以用它。

　　草果跟草豆蔻功效差不多，但草果的燥湿之性要强过草豆蔻。舌苔普通的腻，用香薷、藿香；再腻一点用草豆蔻、砂仁；如果腻到像一层粉，用牙刷都刷不干净，这时就要用草果、槟榔、厚朴。这就是根据舌苔腻的程度用药。

　　昨天有一个庵背村人，找我切脉。但我是早上切脉，平时看舌。我让他伸出舌头来，一看，舌苔白腻。他还做出头痛难忍之状，我问他是不是头容易痛，他说是的，头左侧老容易痛。这是我看他做出这个头痛难忍之状，看出来的。

　　舌苔白腻，有湿；偏头痛，少阳问题。

　　小柴胡汤加香薷、藿香、草果。

　　他光服小柴胡汤，湿气退不掉；光服藿香、槟榔、草果，少阳和解不了。

少阳有湿气，就用小柴胡汤加香薷、藿香、草果，一吃下去，舌苔就会退掉，偏头痛就会减轻，连颈三药都可以不用。

有好多中成药都离不开草果，为什么？它芳香之性太雄烈了，比如说舌苔垢腻如积粉可以用草果，那老师来考你，那血管垢腻呢？很多油脂，那是不是也可以用草果？对了。

所以血管堵塞，血管壁变厚，血管硬化，血脂高，脂肪肝，要想清血管上面的积垢，都可以用草果。

舌苔厚也可以用，心开窍于舌，心主血脉，草果能够让舌头干净干爽，把湿给除掉，它也可以让你心脏血脉的湿邪退掉。

所以开郁疏肝丸、宽胸利膈丸，以及透骨搜风丸，这些出名的中成药，治疗骨科病的，治疗脂肪肝的，治疗肺里的积液积水的，都用到草果。

它居然不是简单的消溶宿食，宿食这些余气，糊在肺里、肝里、心胸血管跟骨头里，它都可以治，它起到什么作用？起到"抹布清洁""厨房油烟机"的作用。

《饮膳正要》讲到，草果可以下气开胃，胃一开，气就下去了，胃还没开，闭住的时候，食物就进不了，胃一开，食物就下去了。

所以它可以开胃下气，因为它气味芳香，可增强胃蠕动，能够止呕、止痛。

《本草求真》讲，草果服之能温胃散寒。

最厉害的就是在寒湿瘴疠之地，南方低洼之所，服草果之直中病所，百邪莫干，一味草果就是辟瘴丸。

草果打成粉，用水兑了，然后来服，凡冒巅雾不正瘴疟，就是说你受到了这些雾露的干扰，这些瘴疠在头上如裹。

草果粉挑一点服了，就像这乌云被拨开一样，它可以散"阴云密布"。

草果它下可以散胃中"阴云密布"，中可以散胸中"阴云密布"，上可以散头脑的湿气"阴云密布"。

《药性歌括四百味》讲，草果味辛，消食除胀，截疟逐痰，解温辟瘴。

这些湿热、瘟毒，草果可以把它解散。

《本草便读》记载，草果是至燥气雄。它的香气太雄烈了，像苍术一样，它的质地也很燥，所以苍术、草豆蔻，它们都非常燥烈，驱逐寒湿，非常凶猛。它们可以辟恶浊气，利痰解郁。

但是用量多了，容易眩晕，因为太猛了，所以要调控好剂量。

《本草蒙筌》记载，草果的气味冲鼻熏人，因最辛烈，消宿食，立除胀满，去邪气，且止冷痛。

吃多了胀得厉害，水都喝不下，用草果粉，热水冲服，再上一碗半碗下去，一会儿就消化了。消宿食，草果是立除胀满。

吃了冷果或喝了山泉水后胃痛的厉害，挑勺草果粉，一吃就不冷痛了。

草果同砂仁可以温暖中焦，配常山可以截掉疟疾，所以《药性解》讲，草果主疟。

但是现在再厉害的疟疾，都抵不过青蒿素了。

《药性解》讲到，草果主胸腹结滞，结是气结，滞是滞塞。

一味草果，心胸肚腹结滞皆可治，所以那种心有千千结，饮食下不了，或者愁肠百结，或者心态不好的时候，肠胃就差得一塌糊涂，大便秘结，一开心大便就通畅。

老师认为，习惯性便秘是唬人的词语，习惯性生气才是真正的病因，还有习惯性的烦恼，习惯性较劲。不要老把身体的问题抱怨到肠上面去，其实是有找到肝跟心的问题。

《本草正义》讲，草果善除寒湿温中功，能解风冷醒脾胃。

《景岳全书》记载，草果能杀鱼肉毒。

砂仁、紫苏、生姜、草果，还有很多芳化的药，可以杀鱼肉毒，藿香也可以杀鱼肉毒，只是有些书籍没有记载，大多数对消化系统有拨乱反正作用的药，都可以杀鱼肉毒。

如果你一时找不到其他药，可以选对消化系统有拨乱反正作用的药，如砂仁、木香、藿香、香薷、陈皮，都有一定程度的杀鱼肉毒作用。

比如说你吃一些油腻的食物，可以喝点茶，或者吃点新会陈皮，吃了就会解腻。

《本经逢原》记载，草果、砂仁除口臭，反胃吐酸、噎膈、喉痹它都可以开。

为什么会口臭？为什么会噎膈喉痹？为什么会反胃吐酸？原因是浊阴不降。

草果芳香化湿，辟浊，它一过，浊就被它"劈"下去了，像劈柴一样。

《仁斋直指方》记载，脾痛胀满，就是说有些人思虑过度，或者饱食了，可以用草果。

脾胃胀满，草果仁两个，打碎以后用酒煎服，一次就好。

现在的高血脂，消化不良，或者贫血，都可以用草果仁加上酒煎服。

你要了解草果，首先就要知道达原饮，这个必须要会的，达原饮，原是治疗邪伏膜原，膜原在哪里？胸腹与膈肌之间的部位处于半表半里内外交界处，都是一团湿堵在此处，这《瘟疫论》讲，瘟疫初期，憎寒而后发热，从此以后，惮热而不再发寒了，头痛得像要破开来一样，舌苔垢腻，这简直就是湿邪连番堆积，用厚朴、槟榔、草果、知母、白芍、芍药、黄芩，再加甘草。厚朴、槟榔、草果除湿，黄芩清热，因为湿会生热，热会伤阴，所以要用知母、白芍来养阴，再加甘草调和。

你看古人的名方配伍得多好，用三味猛将厚朴、槟榔、草果，把它的病根，也就是湿除掉，可是湿积久会化热，所以用黄芩把热清掉，热久了它会变燥，那我们就要用知母跟白芍润燥。

再看《中国中医药报》的医案。

草果，辛温，燥湿温中，消溶宿食，临床上好多人不太善用。

但是王杰医生非常喜欢用这味药，喜欢用它干什么？用它来透达膜原湿浊，对于大便黏腻，排出不畅，中年面色晦暗，像油烟机一样，糊在排气筒管道周围，这个油烟，你看油烟机刚买的时候，亮晶晶，后来就有一团乌油糊在上面，如中年人面色晦暗，形体肥胖，音声重浊，头晕目胀，不要紧，这种情况是湿浊为患。

就用达原饮的思路，以草果为君，再适当配点薏仁、冬瓜仁去利湿。

服了七剂大便就不黏腻，通畅了，效不更方，再服七剂，从此好了。所以这些大便黏腻的，像油烟糊了一样，面色晦暗的，用这个药方。

我们再看《得配本草》的配伍。

草果配常山、青蒿，可以截疟。

草果配知母，知母可以清热，草果可以化湿。二药共用可以除湿热。

草果配陈皮、半夏，可以治疗膈上有痰。

有些梅核气，屡去不掉的，草果可以去噎膈，可加快吞咽速度。

草果配山楂、神曲，可以解面湿鱼肉之毒。意思是面生湿鱼生痰，就是说鱼肉面食吃好多不消化的，用草果配焦三仙。

草果配吴茱萸，可以治疗舌苔垢腻，头很痛的，即寒湿头痛。

草果配地榆、黄连，可以治疗痢疾。

草果配柴胡、黄芩，可以治疗往来寒热，舌苔垢腻。

有些往来寒热，舌苔不垢腻的，用小柴胡汤；舌苔垢腻的，要加草果。舌苔垢腻是少阳夹湿症，就要用少阳的小柴胡汤，解其少阳脉弦，再用草果、藿香、苍术、佩兰，去其湿浊。

槟　榔

槟榔去积推陈。

槟榔，出自《名医别录》，又叫玉片，性如铁石之沉重，它能从最高处一直降到最低处，所以呃逆、嗳气、奔豚，槟榔都可以肃降。

槟榔坠药性如铁石，治后重如奔马。

腹泻、痢疾里急后重，将木香、槟榔、黄连、芍药煎煮，喝下去，等一会儿症状就好转了。

食物积在胃里，药喝下去，也停留在胃里，不肯下去，这槟榔一下去，扑通一下，就掉到肚腹了。南方人喜欢嚼槟榔，为什么呢？槟榔可以让心胸中的满闷结滞坠下去。

槟榔能杀虫，所以以前人肚里有蛔虫，钻顶样绞痛，就吃点槟榔，蛔虫闻到这个味，它立马就往下走了，因为槟榔往下坠。

槟榔可以消痰行气，痰、气、水三样槟榔都可以使其往下降，对于这样的药，要特别重用。

老师以前讲过，有一位老先生，他的各种药方里都会下槟榔。

因为他觉得现在很多人，要么生气多，要么饮食过度，要么就喝冰镇饮料，痰生百病食生灾，饮食过度就生痰。

痰、气、水在体内，而槟榔就能降痰、气、水，所以几乎适合现在衣食丰足的每一个人，哪个人没有动过气，哪个人没有因为好吃而吃撑的，哪个人没有碰到好喝的，拼命喝得醉醺醺的，或者喝饮料可乐的，都有。

所以痰、气、水不降，是世人的常态，常见的病态，那怎么办？用槟榔，下痰、下气、下水，槟榔就可以疏通你的"下水道"，它就有这个本事。

槟榔下十二经气水，这可不是虚的。

《名医别录》记载，槟榔消谷逐水除痰癖，化食去饮杀三虫，就是可以消食积，化痰饮，可以将三虫（蛔虫、蛲虫、姜片虫）杀掉。

比如说痰饮，苓桂术甘汤加槟榔，坠下去快。食积，保和丸加槟榔，坠下去快。痰在胃，二陈汤加槟榔，坠下去快。黄痰在胸，小陷胸汤，再加槟榔，坠下去更快，陷胸的速度会加快一倍，因为加了槟榔。梅核气，半夏厚朴汤加槟榔，这个咽喉中的梗物，扑通掉下去，也会更快。

《药性论》讲，槟榔，先令五脏六腑壅滞，破十二经络坚满。

就是说五脏六腑的壅滞，十二经络的肿满、积聚，它都可以宣通，可以肃降。

槟榔气味雄厚，所以它可以通开来，而且它性往下坠。

《日华子本草》讲，槟榔可除一切风，下一切气，通关节利九窍，补五劳七伤，健脾调中，除烦，破癥结，下五脏膈气。

五脏六腑有气堵在那里，下不来，人就会烦，槟榔就可以下气除烦。思则气结，伤了脾，它可以破癥结。关节不通畅，它可以通关节。九窍昏迷，它可以利九窍。五劳七伤，它居然可以补，它不是补药，而是行气药，它怎么能补？气血流通为补。

有些真虚的叫脏虚，有些是堵虚，因为堵塞而虚的，槟榔就治这种堵虚，赌气噘嘴、不吃饭、疲劳没劲，神色很暗淡，用槟榔。

以后如果碰到是养尊处优养累的，就用黄芪桂枝五物汤；是干活体力干累的呢，就用补中益气汤；如果是思虑过度，想远方亲人想的累，用归脾汤；如果是生气，跟周围人较劲，天天都是较劲没劲，就用逍遥丸加槟榔，或者木香槟榔丸。

中医治一个"累"字，不是光补就能够补回来的，是需要辨证论治的。

《药类法象》讲，槟榔治后重如神，性如铁石之沉重，能坠诸药之于下极。

这句话把槟榔的性讲得淋漓尽致，它是性如铁石之沉重，它坠诸药，可以一下到下极，下极是哪里？下极为魄门，也就是最下面的肛门。

槟榔是直达下极之要药。

《本草衍义补遗》记载，槟榔破气，泄胸中至高之气。

肺气肿、肺积液、肺中痰迷，槟榔都可以将它们收服。

《本草纲目》记载，槟榔醒能使之醉，醉能使之醒，饥能使之饱，饱能使之饥。

居然有这么好的药，一个人清醒着槟榔吃多了他会醉的。这个醉的人吃槟榔，可以降解酒精、湿气，降到下面，那头脑就清爽了，醉能使之醒。饥能使之饱，就是说饥饿以后，它通过行气降气，让气归丹田，小腹处有一团气，反而觉得不饿了，所以为什么越饿，越不要多讲话，气要守住丹田，反而耐饿。你看那些边干边讲话的，一下就饿了，气守丹田耐饥饿，饱能使之饥。

明明已经吃得很饱胀了，那槟榔吃下去，消食化积，又下气，很快肚子又饿了，它可以疏通而不泄气。

泻痢后重，心腹诸痛，大小便不通，它都可以治疗，因为它抵达下极，膀胱跟大肠的开口，它都可以通，所以膀胱炎、尿道炎，肛周炎，它都可以作为先锋使者。

槟榔还有一个厉害之处，御瘴疬，御是驾驭、抵御，瘴疬就是说南方最厉害的湿毒。普通的湿气，用陈皮、半夏、茯苓、藿香、佩兰。但是已经变湿毒了，要记住用草果、槟榔、厚朴这些雄烈之药。

《本草备要》记载，槟榔攻坚去胀。

胀的意思是长肉，就是说一切长肉的病。

那长肉的有哪些病？脖子的肉瘤，身上的脂肪瘤，子宫里的肌瘤，还有身体肥胖，肥胖也是长肉，就是长肉过度，不合理的长肉，槟榔就可以去掉这些畸形长肉。还有爆出来的疮痈，爆出来的，不就是痰气往上吗？槟榔就可以把它平下来，坠下去了。

攻坚，坚就是坚固，所以身体有一些坚固的瘤结，可以选它。

那么老师立刻想到，肝硬化不是坚吗？坚即硬也，血管硬化，槟榔都是很好的先锋使者。

槟榔能消食行痰，将痰食化掉，饮食过度的可以用它。

经济越富裕的地方，食积就越厉害，因为营养过剩，所以老师读到消食行痰，就等于读到四个字——营养过剩，槟榔就是营养过剩的克星，这是一种新说法。

下水除风，刚才老师讲了，它是下水道的清道夫，往下走，五苓散加槟榔，减肥效果很快。

杀虫醒酒，醉酒，酒渣鼻，整日晕晕沉沉，用槟榔，把这些酒毒都降下去。

痰浊蒙心，它也可以把痰浊降下去。

有一次，有一心脏病病人，终日昏昏沉沉，心慌心悸，我看余老师也是开这个常规的逍遥丸，疏肝宽胸，加胸三药，最后还特别加了槟榔、菖蒲。

这病人说："前面药我吃过。"

余老师说："槟榔、菖蒲吃过没有？"

他说："没有。"

余老师说："你拿回去，吃了这个药效果会很好的。"

那病人拿回去一吃，吃完以后，整个人头脑清醒了，心胸中也不闷了。

奇怪，怎么加了槟榔跟菖蒲就不一样了，原来菖蒲、槟榔可以开心窍，去心脑之油。

菖蒲入心脑，槟榔就到心脑里头，将心脑这些湿浊酒毒往下降，这两味药是名药对。

槟榔泄胸中至高之气，这胸中最高的浊气、浊水、浊糖，三浊，可以将其洗涤干净。

槟榔可以治水肿脚气，脚气冲心，所以南方用的很多。

治大小便不通，槟榔一定要配木香，它们就是最佳拍档，所以二便不通，槟榔、木香可以通开来。

槟榔可以代茶饮，瘴疠的时候，人昏昏沉沉，像醉了一样，腻滞，又不开胃，可以饮槟榔茶。

《千金方》记载，槟榔治寸白虫、蛔虫。

以前还没有这些西药片的时候，就用槟榔、南瓜子、大黄，来打虫。槟榔可以让这些虫麻痹，就动不了，所以治诸虫在脏腑久不愈，槟榔半两打成粉末，每次服2钱，用葱、蜜煎汤调服，葱跟蜜，煎出来的汤水，葱能通中，蜜可以润肠，槟榔就下气，一举通便排虫去。

《普济方》有槟榔散，大小便不通，槟榔配麦门冬，槟榔粉用麦门冬煎汤，每次服1钱，要趁热喝。因为凡物遇温则通，得寒则凝，这时要温通。

有一尿道炎病人，小便涩痛，用了车前草过后，是通了，但是痛还没消。

好，加槟榔下去，痛就消了。

所以槟榔可以治疗小便涩痛，因为它可以治疗大小便气秘，秘就是固密，就是堵住了，它可以通。

有一位病人，便秘两年，时好时坏，吃润肠丸、麻子仁丸，效果不理想，后来在原方加槟榔15克，效果大好。

哪种类型人的便秘可以加槟榔？"愁眉苦脸"四个字，加槟榔，看这人哭丧脸，愁眉脸，纠结脸，为什么呢？纠结、哭丧、愁眉都是气堵的一种表现，槟榔可以把气降下去。有些人大便为什么不干净？心情不好，排不畅。

情绪性疾病要治什么？治肝，因为肝为将军之官，五脏六腑最容易动脾气，发脾气的，就是将军。

要降伏将军，槟榔就可以降伏肝胆。所以胆道结石、尿道结石，总之就是情绪起伏不定，那槟榔就坠诸药重如铁石。

但是千万不要轻易去尝槟榔，会上瘾的，因为吃了就舒服，舒服了就要拼命吃，然后你的情绪只能靠槟榔去克制，你就不会修心养性了。

乳糜尿，蛋白尿。《江西中医药》记载，用槟榔、海藻各60克，随证加减，治疗尿中有蛋白之类的，发现很快就恢复了，一般一两周，对乳糜尿有旋乾转坤的效果，要记住，槟榔、海藻这两味药，这是专方专药了。

《得配本草》讲，脚气冲胸，槟榔配童便，即小孩子的尿，它就会下去了，叫轮回酒，把浊气再轮回下去，不单脚气冲胸，跌打攻胸也可以，跌打最怕的就是瘀血冲心。

高血压，一生气，载血往头上去，槟榔降气，即是降血，所以骂得面红目赤的，这个苏梗只是将气从胸中降到隔膜以下；用陈皮只是将气从皮肤肺降到肌肉；木香大都降气到胃脘；用小茴香将气降到小肚子；麦芽只是将胁肋的气降到胃、十二指肠下来；用厚朴跟枳壳，只是将气从胸降到腹。

唯独用槟榔可以将气从头顶一直降到肛门，从极上降到极下，所以槟榔是比较迅猛的。

它的降气是非常有高度的，说白了，这味药的重力势能是非常大的，站的位置比较高。

槟榔配姜汁、橘皮，可以治疗呕恶。

槟榔配高良姜可以治疗胃冷疼痛。

槟榔配枳实、黄连，可以治疗感冒以后，心中痞满。

治疗肠道寄生虫，槟榔可以配南瓜子，有非常强大的驱虫效果。

治疗便秘，槟榔配木香，叫木香槟榔丸，可以通大小便。

治疗水肿，有一个疏凿饮子，疏是疏通，凿是凿开，疏通凿开，就是槟榔配茯苓皮、泽泻、茯苓皮，泽泻可以疏通水道，槟榔可以凿开尿道。

治疗脚气肿痛，寒湿脚气，槟榔要配木瓜、吴茱萸、陈皮、紫苏，叫鸡鸣散。

当时在龙山的时候，有一位打鱼的阿叔，脚气肿痛，小腿一边大一边小，走路一瘸一拐，打不了鱼了，这个工作都快要丢了，他问怎么办？

　　我说："你以后不要去打鱼了，你这个是长期在水湿边引起的，长在江边走，哪能不湿脚啊，你这是水湿脚气。"

　　好，鸡鸣散。三剂，全部退掉。

肉苁蓉

苁蓉壮阳而固本。

苁蓉，叫肉苁蓉，也叫地精，能令人肠通腑畅，从从容容。

地髓是什么？熟地黄叫地髓。它们是两样东西，但都是大地的精华、精髓，可以耐疲劳，能够百折不挠，能够容光焕发，能够精神矍铄，固本培元。

肉苁蓉，可以保津液，所以有一些遗精，精关不固，精水流失，可以选植物药像肉苁蓉、锁阳，再加枸杞子，就可以固密精血。

肉苁蓉味甘、咸，甘甜益力生肌肉，能够补肉；咸入肾，所以它是脾肾并补的一味药。

它可以壮阳，苁蓉壮阳而固本，这是它最厉害之处，所谓通大便、长肌肉，都是它普通的效果。它真正厉害之处，就是壮阳固本，就是说男子精弱，精疲力倦，精少，不能生子，可以用。

有人用它来泡水，可以壮阳而固本，所以固本培元酒常常少不了肉苁蓉。

《用药传心赋》讲到，肉苁蓉能补肾阳，益精血，润肠通便。

古人认为，精血足，百病除，精血虚，万邪欺。

人的正气存内，什么叫正气？精血就是正气。满满的正气，就是满满的精血，精充血满，身体就非常固密，牙齿也不会松动，视物也不会昏花，手握东西也有力。

老师认为，无论喜悲都要保持平常心，保持从容之心。

一个人心急火燎，亏虚了，不从容了，这时应该买一点肉苁蓉熬水喝，壮阳固本，固本培元。元气足了，既不着急，也不粗心，还很淡定，也很从容。

从容不迫，源自于精气神足；慌张忙乱，源自于气血亏。

所以肉苁蓉既是补疲劳、补虚缓急的妙品，也是让一个人精神饱满的妙品。

肉苁蓉虽是补肾阳之药，作用平缓，久服也不会特别上火性烈，因为它很平和，为什么？因为它多汁，所以这是一个阴阳调和之物。

肉苁蓉，首先养肾，第二养血，第三养津。养肾它可以壮阳；养血它可以治贫血，所以脸色苍白，吃了它可以转红；而养津，津液的津，它就可以通大便，叫增液行舟。

用增液汤，加点肉苁蓉，对老年人的便秘效果更好。

《神农本草经》记载，苁蓉主五劳七伤。五脏疲劳，七情内伤，久坐伤肉，久立伤骨，久行伤筋，久卧伤气，久视伤血，强力举重伤腰，久坐湿地伤脾，过思伤脾，过喜伤心，过怒伤肝，过悲伤肺，过恐伤肾。

现在的人，有哪个没有点劳伤的？干体力活的就肩膀或者手脚劳伤；坐办公室的就脑力劳伤；熬夜的就腰肾劳伤；思虑过度的就脾胃劳伤；容易动肝火骂人的就肝胆劳伤。

所以根据病因不同而用不同的药。比如说肝胆劳伤了，无事常生闷气、暴怒，柴胡疏肝散加肉苁蓉；思虑劳伤的，思则气结，老想不开，就越鞠丸加肉苁蓉；饱食过度劳伤的，保和丸加肉苁蓉；恐惧劳伤的，六味地黄丸加肉苁蓉；悲伤，很消积，乐观不起来，那么就补中益气丸培土生金，加肉苁蓉，肺脾肾并补。

久坐，腰以下如戴五千钱，用肾着汤加肉苁蓉，因为肾着汤把湿气去掉了，但没有补进去，加了肉苁蓉就补进去了。

肉苁蓉能够除阴中寒热痛，就是阴茎里头的寒热痛，它可以益精多子，主妇人癥瘕，如子宫肌瘤。所以妇人腹中有癥瘕，桂枝茯苓丸主之，加肉苁蓉，更妙，它可以让癥瘕更从容地排出体外。

我们发现，搬东西的时候，在这重物下面加轮子，就会显得很轻松，同样在脚底抹油了，就什么？就溜了，快了，排东西的速度加快了，肉苁蓉就是给脏腑"抹油"，给包块抹油，比如说凡是包块日久的，几乎都可以加肉苁蓉。

肉苁蓉治疗妇人下半身的癥瘕包块，特别有效，为什么？咸入下焦，咸又可以软坚，又质润，像羊屎那样硬的大便肉苁蓉都可以使其排出来，如果把肉苁蓉加到桂枝茯苓丸里引到子宫来，它就可以排子宫里的包块。

再加大黄、枳实、厚朴引到大肠，它就可以排大肠的包块，所以"济川归膝肉苁蓉，泽泻升麻枳壳从"，这是治习惯性便秘的济川煎的药物组成，什么意思？通过各个山沟放水到河川里头，水就满了，船就可以往来，叫济川煎。就是说来救济这个山川，人体的肠道就是大江大河，肉苁蓉可以引百溪之水归川。

泽泻利水，升麻升提，欲降先升，枳壳主降。升麻枳壳，一升一降。升麻呢，就是把布袋提起来，枳壳呢，使布袋里东西掉下去，这个肚子里的宿便就排出去了，这个汤方很厉害的。

《名医别录》记载，肉苁蓉除腰痛。腰为肾之府，肾藏精，肉苁蓉乃地精，大地里头的精华，那就是补肾了。

《日华子本草》记载，治男子绝阳不兴，女子绝阴不产，肉苁蓉也。

绝阳不兴，就是阳痿。绝阴不产，就是子宫早衰。

子宫发育畸形，或者卵巢早衰，什么叫早衰？就是说传宗接代，繁衍能力下降，排出的卵子是畸形的，受不了孕，怎么办？用肉苁蓉，它就可以充实卵泡，饱满精子，增加数量，提高活性。

肉苁蓉还有一个美丽名字叫沙漠人参。要知道，在干旱的沙漠里，它仍然能够倔强地活着，首先要耐热，沙漠晚上也很寒，所以它也耐寒，因此它是寒热并耐的。

有些人说他好不耐热。怎么不耐热呢，只要看到太阳就要晕了，可以吃肉苁蓉，到时候你见到沙漠都不晕。又说好不耐寒啊，怎么不耐寒呢？只要秋天一到，还没到冬天，就要穿两双袜子了，不要紧，吃肉苁蓉，可以耐寒。

《日华子本草》还记载，肉苁蓉润五脏，所以它是养其真的药。

肉苁蓉可以长肌肉，比如说疮痈溃烂以后往内陷，又长不出来，多见于老年人，用肉苁蓉。

老师昨天看到一位学校的主任，他消瘦了，因为他经常操心。

我问："你是不是走路老容易喘气？"他说："对。"补中益气汤就可以。

"是不是腰酸？""对。"那就再加肉苁蓉。

所以我一问就中，腰酸，加上走路喘气，用补中益气加肉苁蓉。吃完以后呢，中气会足，腰酸会除，肌肉会饱满。

它还可以暖腰膝，秋冬天腰膝冷，肉苁蓉，冬季补一冬，来年少病痛，冬季进补，来年打虎，肉苁蓉是冬季进补的一个好药。

《景岳全书》记载，老年人习惯性便秘，用肉苁蓉 3～4 钱，一剂神通。神通是什么？通便神效。因为它性非常滑。

前列腺炎也经常用肉苁蓉，前列腺炎表现为尿有余沥，就是尿想要排，又排不出来，败精死血滞塞在前列腺里，它相当于子宫肌瘤一样，叫癥瘕，像水龙头的水垢，堵在里面。那肉苁蓉，第一个是润通，第二个补够精元，冲出来。

《本草汇言》记载，肉苁蓉养命门，滋肾气，补精血之要药。治男子丹田虚冷，妇女冲任失调。它温而不热，补而不峻，暖而不燥；滑而不泻，故有苁蓉之美名。

记住，有这四样才叫苁蓉，温而不燥，可以跟它一起相处，好温和，一点都不会烫手；补而不峻，就是说补益，不会很凶猛，让你吃了不会上火；暖而不热，它好暖心，但是又不会烫手，吃了不会长口腔溃疡；滑而不泻，它虽然能够通大便，但是不会拉得站不起来，大便通了，腿脚还更有力，这叫肉苁蓉。

《本经逢原》记载，老人便秘燥结，宜煮苁蓉粥食之。

老年人习惯性便秘，就是排污能力下降了，就可以用肉苁蓉煮粥吃，从容排浊垢。

黄元御讲到，肉苁蓉善于滋木，为什么叫滋木？水生木，它滋水涵木。

有些人肝很干燥，脂肪肝、肝硬化，脂肪肝是肝里囤积脂肪，转氨酶升高，它出不去，用肉苁蓉一补水，水能够漂木，水一足木就能走，那些多余的木气就排走了。你看我们天气一下雨，地面上落叶枯枝通通都被水冲走，那些腐朽的，也是被水融化了。所以想要排毒，要补水，特别是体虚以后，百毒上升的，怎么知道身体百毒上升，你看中老年人脸上老年斑，那就是肝斑或者肾斑，我们就用肉苁蓉加四物汤啊，补下去，然后滋水涵木，木气条达，这些暗斑就会散开。

《本草拾遗》记载，用肉苁蓉炼成丸，用酒服用，可强精补髓。

如果肉苁蓉配黄精，力量会大十倍，肉苁蓉、黄精、熟地，三大补肾奇药，而且很平和的，它们三个结合一起，力大百倍，比任何一个都要强。

《本草拾遗》记载，肉苁蓉3钱，煎水，趁热服用，可以治疗小孩子在生长发育期间，声音没有变好，骨节没有长好，生殖器没有发育好的情况。肉苁蓉是助发育的。

《先醒斋医学广笔记》记载，唐振山，70岁，大便燥结，胸中闷。这个胸中好闷，为什么？下面堵住了，上面就不开心，先用润肠的，润不了，增水行不了舟，后来用泻药，也泻不下，突然想到用肉苁蓉3两，白酒泡洗，怎么泡洗？拿肉苁蓉，用酒过一遍，再切片，然后用水来煮，为什么呢？取它那点酒气来行药力。

凡是带点滋腻的药，用一点点酒泡过了，再来煮，它的腻性就会化掉。

结果，吃一剂，头煎大便遂通，胸中快然。

可见光大便秘结，不单是缺水，比如说在河道里，发现没水的时候，船走不动；有水了，没风，船也走不动；有水有风了，没人划桨，它也很难走得动。

肉苁蓉可增水，又可以助推力，你知道它为什么要加升麻？升麻可以干什么？招风，起风了，升到头顶上来，只有风可以转扶摇而上者九万里，欲降见升，起风了再起水，就肉苁蓉、泽泻、当归，就是起水了。

起水了，再起一批牛来，来推动这个牛膝，就往前面拉了，这个船就开始动了，大便就开始通了，胸中快然。

血液枯竭，命门火衰，一定要用肉苁蓉。只血液枯竭，就用增液汤，当归重用也好。只脾虚没力，你就重用白术。

《浙江中医》杂志记载，老年人多尿症，尿量增多，尿频，吃下去尿就漏下来。

用肉苁蓉跟粳米，如果找不到粳米，可以用淮山药30克代替煮粥，每日一次，连服一周，老年人多尿，几乎都可以好过来，为什么？苁蓉固本，壮阳而固本，阳气足，气化功能强，尿就不容易往下漏了。

阳主卫外而为固也。阳气足以后，身体卫表金钟罩就好强，邪气不得侵犯，这是走扶阳路子的。

扶阳不单有附子、肉桂、老干姜，苁蓉也可以。

看《得配本草》，苁蓉一般比较忌讳铜跟铁，所以老师说现在好多药都达不到理想疗效，猪心也忌铁器，用铁锅熬，跟泥锅熬完全是不一样的，而且你用铁刀来切，跟用竹刀切也是不一样的。

所以要返璞归源，归到本源去看这个中药世界，将来好多慢性病的调理，必须在自然的环境下，去发挥自然疗法的神奇，比如就用这个陶罐，它不是通电的，也不是金属的。

所以你想不到有的时候，就是败在这个细节上，我们药开得很好，想不到病人用什么罐子都会决定药物的疗效。

肉苁蓉得山萸肉、五味子，可以治疗消渴，也就是糖尿病。糖尿病病人，看到食物，就有种不安的感觉，不安是什么？不安就是精亏少了，它就想要摄入，用肉苁蓉，就变从容了。

记住，苁蓉可以抗焦虑。人年老，提前衰老，据说就是焦虑占了很大原因。为什么？愁一愁，白了头，笑一笑，十年少，人笑了，气就从容了，人紧张了就焦虑了。

肉苁蓉配沉香，可以治疗汗多、虚秘，就老年人体虚便秘，沉香气沉丹田，汗就不往外冒了。

为什么众人避暑走如狂，而这个禅师就可以不出房？因为禅师气沉丹田，汗就不外漏，所以汗随气升降，气散了，气急了，就飙汗；气沉了，气定了，这汗就固秘了，所以汗完全可以通过调气调心来稳定。

这个多汗证、大汗证，要注意，用肉苁蓉补肾添精，沉香气沉丹田。

想不到，这汗居然可以不用防风固表，可以不用黄芪跟白术健脾，用肉苁蓉跟沉香，气沉丹田。懂得这个道理，不单汗证，虚脱证、虚劳证，通通都可以用。

用肉苁蓉配沉香，再来煎汤，气沉丹田百病消。炼成丹田混元气，走遍天下少病疾，走遍天下也无人敌，武术家很重视气沉丹田。

肉苁蓉配菟丝子，可以治疗尿血。

肉苁蓉配枸杞子，可以治疗肾败。印堂发黑，整个脸面发黑，肉苁蓉配枸杞子，枸杞子叫红果，鸿运当头之果，肉苁蓉叫做地精，让你地底精神足，然后精华精华，精足了，脸上就有光华。

肉苁蓉配五子衍宗丸，可以增强繁衍生息的能力。

肉苁蓉配阿胶、鹿角胶，可以治不孕不育。

肉苁蓉配紫河车，就是胎盘，可以治疗子宫肌瘤。

肉苁蓉配合杜仲，叫作金刚丸，可以治疗腰脊冷痛，筋骨无力。就是站不起来，服了金刚丸，骨如金刚，丢弃拐杖，所以也叫去杖汤。

肉苁蓉配火麻仁、沉香，比如润肠丸，可治肠燥津枯的大便秘结。

鹿　茸

🦋 **鹿茸益肾而生精。**

鹿茸是雄性梅花鹿或马鹿还没有完全骨化，带着茸毛，从头顶长出来的幼角。

鹿茸有补脑通顶的作用，它可以调冲任、壮肾阳。

肾阴润五脏六腑，肾阳醒大脑九窍。阴主濡润，阳主温煦。肾阴足皮肤润泽，手脚滋润；肾阳足走路昂首挺胸，说话声音洪亮。

治疗老慢病，如视力减退、声音低沉、鼻窍堵塞，要补肾阳。如顽固性头痛，痛了两年多，一生气就痛，逍遥散、柴胡疏肝散等都用过，没有效果，后来服逍遥散，另含服鹿茸片，每次含服切成最细的片，从此再也没有头痛过。

因为当时认为头痛有两种原因造成，一种是疲劳，一种是情绪波动多着急郁闷。着急郁闷，逍遥散就可以治，如果不见效果，说明疲劳，且越劳累头越痛。

鹿茸有什么作用？大补精血、精元、气血，填精补髓，所以头痛时，含一两片，头就不痛了。

逍遥散加鹿茸片配伍可壮精血于头顶，可以治疗陈年头痛，久病多虚，久病多瘀。

多瘀，逍遥散行气活血，就把瘀给化掉了；多虚，鹿茸，凡顶角大都能够通顶透角，透到这个头角去。

汉朝就有鹿身百宝的说法，它益精血，纵欲不节沧海竭，纵欲过度，没有节制，你的"沧海"，就是说你的骶骨髓海，你的肾精仓库，都掏空了，会出现反应迟钝、呆傻的现象，各种灵丹都无能为力。

唯有斑龙顶上珠，能补丹田底下缺。斑龙是什么？鹿，你看它飞奔起来，像一条龙一样，身上像披了斑衣。斑龙顶上珠，意思就是鹿茸的价值跟珍珠一样贵重，顶珠来的，它能够补丹田底下缺、益精血。所以丹田底下，下焦元阳不振，它可以将其补回来，所以它强筋骨。

小孩子发育迟缓，行步迟钝，鹿茸也管用。

一个月前，二村的大叔带着他的小孙女过来，两岁了还不会走路，发育迟缓。我问他是不是没有经常带小孙女晒太阳。他说是。我和他讲："这就像豆芽，在乌黑的环境，没晒太阳，骨是脆的，在阳光底下那个梗是硬的。"他听了恍然大悟。

然后我让他买些六味地黄丸，实在不行再加一两片鹿茸片，不要多，或者一点点，掌控好这个剂量，壮小孙女的发育。

六味地黄丸，纯补小孩子肾阴。鹿茸片或肉桂粉，可以增补她的肾阳，阴中求阳，阳中求阴，阴阳调和百病消，这个药是强筋骨，可以治疗小孩子发育迟缓的。

鹿茸可以泡酒，即鹿茸酒，可峻补元阳、调冲任、助生殖，所以它有助于生殖发育。因为它位于督脉的顶端，可以引众阳药，补益脑髓，缓解退化。

帕金森病如何治疗？小剂量的鹿茸酒，加上拍打颅脑，可以让大脑气血充实。

气足则衰老缓解，气虚则衰老加速。

一般鹿茸壮阳，壮的是慢性病的阳，功能下降、免疫力低下的阳。与附子、干姜、肉桂不一样，姜桂附壮阳壮的是亡阳、暴亡的。

《神农本草经》讲，鹿的茸角，可以止恶疮低陷。记住这个疮往里陷，我们就需要陷者升之。

所以有人得了疮，下陷到皮肤底下，肉都烂白了，给予消炎药也始终很难好。用补中益气丸、补中益气汤，或者八珍汤、十全大补汤，加一点点鹿茸，肉就长出来了。

为什么呢？鹿角就是鹿的顶角，所以它善顶，顶是什么？往外长叫顶，往上长叫顶，所以一个人长个子的时候，弯腰驼背的，鹿茸可以治弯腰驼背，因为鹿角拔节是很厉害的。

鹿茸，血肉有情之品，主恶疮，能够让低陷的烂肉往上长，那么人疲劳、困倦，或者老年人天柱倒，要重用桂枝汤加丹参、葛根，可以让脊柱重新拔节，但拔节的幅度有限。如果用上鹿茸，拔节就高了，它可以助老年人抗衰老，有益于青少年发育，可以使中年人疲劳减去。

中医是如何看待疲劳的？疲劳就是阳虚。

《本草蒙筌》记载，鹿茸入药是研细做成丸散，这样不会浪费药材，因为鹿茸太贵重了。

鹿茸益气补阳，这个扶羸弱之体立效。身体羸弱，手举不起来，中风偏瘫后经络堵塞，气贯不上，像斗败的公鸡，举不起来，用鹿茸。

强志坚齿，止腰膝酸疼，殊功，就是功用非常殊胜，即止腰膝酸痛。

腰膝归哪里管？督脉，中间那一条脊柱。腰归肾管，肾归督脉管。

腰膝酸痛殊功，泡鹿茸酒是最有效果的。

鹿茸破留血隐隐作痛。留血是什么？瘀血，留还有肿瘤之义，所以鹿茸也有抗肿瘤的作用。

肿瘤是什么？死气，肿瘤是死气沉沉，一团死气。

人不活动就是废人，水不流通就是死水。

鹿茸它是有破土而出之象的，从脑壳骨中长出来，意思就是说，它的穿透力，往上顶的力很强大，所以这些包块、积液、囊肿，只要是阳虚，手脚冰凉的，服用鹿茸无不应收见效，包括子宫肌瘤，任督二脉堵塞，所以叫破留血，隐隐作痛。

逐虚劳洒洒如疟。

人虚劳，劳损，体弱，畏寒畏热，如疟是什么？如疟并不真的是疟疾，疟疾发作，怕冷怕热，所以叫怕冷怕热的人。怕冷怕热的人，也有区分，阳虚怕冷，阴虚怕热，阴阳两虚怕冷怕热，所以用金匮肾气丸，加点鹿茸，扶正元气，冷热都不怕了。

因为元气生阴阳，所以怕冷补阳，怕热滋阴，怕冷怕热就补元气、壮元阳。

鹿茸，它就是一团元气元阳，往上走的，那一切往下掉的疾病它都可以治，因为鹿茸是往上走的，所以鹿茸可治女人崩中漏血。

崩漏，不断往下掉，也就是虚往下掉，鹿茸片，往上走，像竹子拔节一样，蹭蹭蹭就往上走。或者一些吃素的人，手脚冰凉，气虚力弱，虚馁懒言，容易困倦，反正不耐疲劳，就服鹿茸或鹿茸酒。

鹿茸疗小儿寒热惊痫。

惊痫是什么？受惊、癫痫，大脑里有一团寒痰化不了，鹿茸一下去，像什么？老师给你描绘一下，鹿茸就是旭日东升，日出山巅，红红火火，所以我把鹿茸叫旭日，三花聚顶的旭日，把寒痰化了去。

山巅，巅就是癫痫，就是头脑之巅，出现木被郁了，你看"痫"字怎么写，木郁在门里，被关在门里了，木气不条达了，不能往上长了。所以癫痫的人，平时要多打赤脚，走路发汗，气能够出来了，大脑就不会异常放电导致肢体抽搐，因为木郁得解了。

木郁不解，诸风掉眩，皆属于肝。木郁一解，它就不震颤，不掉眩了。

还有败精死血找鹿茸，为什么？这些死败的精血，在精窍里出不来，鹿茸可以顶出来。因为鹿茸它除了三花聚顶、旭日东升，还有破土而出，顶天立地，可以让骨骼坚强雄壮。它还有一个推陈出新的作用。

鹿的新角不断长出来，代替旧角，所以鹿茸有五大美誉，包块肿瘤，用它破土而出之象；瘀血不可去，用它推陈出新之象；疲劳困倦，用它三花聚顶之象；少气懒言，用它顶级上升之象；往下掉，如漏精血、脱肛、崩漏、白带色清等，就利用它升举元阳、提拔之象；手脚冰凉，利用它旭日东升之象。

《景岳全书》记载，鹿茸能扶瘦弱衰羸，助精血骨骼，强牙齿神志，填真阴精髓。

《本经逢原》记载，鹿茸专主伤中劳绝。

什么叫伤中？七情内伤，有些人不开心以后，脾胃不能运化。

劳绝、劳损以后，身体脱力了，续不上。

腰疼羸弱，取其补火助阳，生精益髓，强筋健骨。凡下元亏虚者，头旋眼黑，腿脚没力，皆可用之。

一位老人，90多岁，不敢到外面走走，因为他觉得他的腿脚没有力了，头旋下亏，所以每走一步，都要用这四条腿的拐杖，往下挪，一旦不用拐杖，扑通一下人就摔倒了。

为什么呢？人年高以后，身体的吸附力就下降，吸附力是元气在作用。

《本草崇原》记载，鹿性纯阳，善通督脉，茸乃骨精之余所化，从阴透顶，气味甘温，有火土相生之义。所以说一切火的病跟土的病，火冷金寒的，土不生金的，火不生土的，这些问题鹿茸都可以治。

只要属于是火虚土弱的病症，就可以用鹿茸。

火是什么？火就是血管，所以血管衰退了，血管硬化的，可以用鹿茸。

土是什么？土就是肌肉，所以肌肉低陷，肌肉萎缩，肌肉上长斑，肌肉变死肌的，可以用鹿茸。

所以硬皮病可以被鹿茸攻克。

《神农本草经百种录》记载，鹿茸的顶角乃至灵至旺之物，此物善流动生发，故能够通瘀逐血，所以一些跌打内伤，瘀血老是通不开，可以服用鹿茸酒。

像脑血管意外，有瘀血，鹿茸可以将它顶开来，不要说瘀血了，骨头它都可以顶开来，何况是瘀血。

一般草木壮阳之作用跟鹿茸简直没法比。

鹿一身皆宝，唯茸最贵。

阳痿不能生子者，男一般用鹿茸，女一般用紫河车。

《证治要诀》记载，有一病人晕头转向，看到屋子都会旋转，反正一样东西过来，他就看到是两样。气虚以后，看一样东西会分成两样的，分神了，怎么办？

这位戴医生说好简单，就用鹿茸加到酒里，煎服用，家里有钱，可以少加一点点麝香，没钱就不用了。

一次就见效，最后眼花、眩晕，全部都好过来。

可以自制这个斑龙丸，也可以用鹿角霜。

再看《百一方》，有些病不需要用到鹿茸这么贵重的药物，可以用鹿角屑，就是鹿茸意外的那些硬角，它也管用，打成粉，然后用酒送服，可治疗一切腰脊虚冷刺痛，四肢酸疼，头眩眼黑，崩带遗精，总之劳损虚弱百疾，但见脉象沉弱，命门火衰者，用之皆效。能不能用鹿茸，就切尺脉，尺脉沉细无力的，大都符合用鹿茸的指征。

杜雨茂医生讲过，外行看热闹，内行看门道，学习他人经验，更要仔细揣摩名家巨匠处方精妙，要发现他画龙点睛、不同凡响之笔。

有一个女孩子，老是流清鼻涕，天气一变化就感冒，早上起来喷嚏打不停，用好多纸巾。后来，就听医生讲的，每天含一两片鹿茸，一段时间以后，体质抵抗力上去了，打喷嚏就少了，鼻炎也好了。

因为鹿茸是鹿的顶角，它能将风寒湿之气顶出去，但是鹿茸不要轻易在小病上用，因为鹿的顶角才长一点点，普通小病就用它，那不是杀鸡用牛刀吗？所以不要轻易在小病上浪费这名贵药材。

西安有一位名老中医，对于肝肾亏虚日久的疾病，无论是肝病，如乙肝，还是肾病，如蛋白尿等，用六味地黄丸加鹿茸收效奇佳。

为什么呢？因为六位地黄丸补阴之力比较厉害，加鹿茸能阴中生阳，它就可以将这些阴血补上来，它就可以水生木。

鹿角，像这树木一样，生于肾水，所以六味地黄丸补足肾水，鹿角就能将肝里那些乱七八糟的东西，顶出体外去，破土而出。

《新中医》讲，精冷不育的病人，就是说精液清稀冷如水，多选用鹿茸末，每日服 1 ～ 3 克，可以拌米粥或者米酒服用，自然元阳足而精气暖，精子活动力增加，数目变多，有利于生育，但要忌一切生冷伤阳气的食物跟习惯，不要认为只是光忌嘴，还要忌行为。

忌嘴就是不要碰凉饮水果。忌行为就是不要熬夜。

《得配本草》记载，鹿茸通达奇经八脉，生精补髓，能够疗崩带。

鹿茸配金樱子，可以治疗最顽固的遗尿，阳主固秘，一下就固秘了。

鹿茸配黄芪治疗疮痈，破烂不长肉。鹿茸和黄芪，一个补气，一个补阳，气阳并补，阳主升，气能够固，能够补，能够温，所以气阳并补的时候，这个肉就会长起来，像春阳融雪，春暖花开，春暖了，花就会开。身体阳气足了，血肉就会长。

鹿茸配桂枝汤，治疗睡觉做噩梦梦到恶鬼。

鹿茸配完带汤，可治疗崩漏带下。

鹿茸配血府逐瘀汤治疗瘀血。鹿茸配通窍活血汤治疗头上有瘀血。

参茸固本丸是一个比较难得的中成药丸，它就是鹿茸配合人参、熟地、枸杞子，补气养血，专治夜尿频多，宫冷不孕，阳痿早泄，畏寒肢冷，腰酸腿软，头晕耳鸣，精神疲乏。

鹿茸可以治骨头发育不良，骨软行迟，行动迟缓，蜗行牛步。

囟门不合，就是说小孩子发育的时候，囟门闭合不了，六味地黄丸可以加鹿茸，有助于骨头的固秘。

鹿茸配温经汤，治疗妇女冲任虚寒，带脉不固，崩漏不止。

鹿茸配狗脊，治疗腰背痛。

鹿茸配桂枝、葛根，治疗严重的颈椎病。

鹿茸配姜黄，治疗背痛。

鹿茸配威灵仙，治疗手指痛。

锁阳子

🦋 锁阳子最止精漏。

古代把遗精叫漏丹，丹就是丹阳，红赤红赤的，谓之丹，就是阳气。锁阳就是锁丹，即锁精，因为阳主固秘，如果阳气不够，固不住，拿不住，锁阳子就可以锁住。

锁阳子又叫锁阳，能够固精、固气、固阳、固阴，它可以将气血津液"锁"住。

走钢丝的人，阳气不足的时候，他就会掉下来，有些人说他是不小心的，但不小心背后是阳气虚，他固不住。

有些老年人觉得脚掌踏在地板上像棉花一样，站不稳。西方医学认为，这是由于钙流失，退行性病变。中医认为，这是阳气不够，像秋天阳气不够，落叶纷纷凋零，因为太阳离地球远了。

阳气不够的时候，人会觉得冷，手脚拿东西没那么大力，握不住，所以你只要看一个人拿东西握不住，就用锁阳子，锁就是固，固若金汤的一味药。

以前我看到一位病人流清鼻涕，常年都在流，补中益气汤、玉屏风散、他都吃过，效果不佳怎么办呢？加了两味药，金樱子跟锁阳子，各 30 克，流清鼻涕全好了。

这是因为久病必及肾，初病在脾胃，久病在肝肾。

所以金樱子跟锁阳子，可以锁住肝血肾精。

金樱子兮涩遗精，锁阳子最止精漏。

以后碰到一些流清鼻涕、流眼泪、流口水的病人，屡流不止，吃点补气的，稍好，再加点锁阳，痊愈。像黄芪配锁阳子，党参配金樱子，一下去，精华就固住了。

不要认为，下面的生殖之精才是精，上面濡养眼睛、濡养鼻窍、濡养耳朵的，全都是精。

七窍流的这些清水，精华外溢，锁阳子一味药，都可以将它锁起来。

为什么严重的胃下垂、脱肛、乳房下垂，都要在补中益气的基础上加金樱子、锁阳？

因为阳是往上面升提的，锁阳、金樱子，阳气一锁住，往上一提，这些脱垂的象就会停止。

淫羊藿、锁阳是助长阳寿的两味药。巴戟天，天为阳，也可以助阳。

熟地带阴，地为阴，所以你们要记住，巴戟天配熟地就阴阳并补，天地交泰。

如果肾虚引起失眠，就用巴戟天配熟地，重用，绝对可以治疗疲劳又睡不着觉。

有一种失眠是火大，睡不着觉，精气神好饱满，就用栀子淡豆豉。但是另一种失眠是很疲劳的，就要用锁阳、巴戟天。

面对失眠病人，我一望过去，都不用切脉，他的言行举止，就已经将病因病机完全出卖了。

医生就是一个侦探家，还没切脉，怎么就知道病人胃下垂？

看他两边的颧骨肉陷下去，脾胃就是管这周围的肌肉，脾虚它就会下垂。

立马用四君子汤把它提起来，像锁阳、金樱子都可以往上提。

还可以用补中益气汤或四君子汤，再加柴胡等往上升提的药。

治病如理乱丝，用药如结死结，一个名医更像一个名侦探，要多动你的逻辑思维。

锁阳跟肉苁蓉一样，是多年生肉质的寄生草本植物，多生长于沙漠，记住，它们两个是沙漠双兄弟。

在沙漠里，如果不滋阴，你活不了；如果阳气锁不住，会暴死在沙漠，所以在沙漠里长的锁阳、肉苁蓉是非常厉害的，是阴阳并补之品。

锁阳不单是补阳的，它也补阴；肉苁蓉不单是补阴的，它也补阳。二药可治疗阳虚便秘，所以这两味药是非常好的，有补肾阳、益精血、通便润肠之效。也就是说，这两味药可以互相取代，假如肉苁蓉贵了，就用锁阳，两者都可以治疗习惯性阳虚便秘。

锁阳又名不老药，凡名不老药，它能防衰抗老。

人体衰老，如同夕阳西下，就是阳虚，那么锁阳，就可以让人老得慢一点，慢点凋亡，所以人的气力都是肾中元气阳气所主，锁阳能够固锁阳气，补肾助阳，倍力气，所以老弱之人服之，腿脚有力。

锁是什么？锁就是密，非常固秘，所以对那些程序员非常友好。

前年我碰到一名程序员，他找到龙山来，找不到我，最后通过关系找到我了，然后我说他这个记忆力减退，他说他感觉大脑不够用已经两个多月了，属于这种散乱状态，都想辞职了。

我就开补中益气汤，当时不是用丸剂，用的汤剂，加了淫羊藿、锁阳、肉苁蓉等一大堆这个巩固元阳的药。

回去吃了以后，大脑就恢复了，又回去正常工作。

当时，我怎么会想到用这些呢，因为我读《黄帝内经》的时候读到，肾者主蛰，封藏之本，伎巧出焉。

就是说你各种技巧，层出不穷，像编程一样，不断编出好程序来，像练武功一样，练熟了，可以自创套路，肾精足的人才可以的，肾精不足创不出。因为肾主水，水就是源头活水，源头活水不断来，鱼虾才会很机灵，你试着把池塘的入水口堵住，让它没有源头活水，那鱼就会变笨，就会不鲜活，天气一变化，就死翘翘。

当时我就想到，不但要补土，让中气升到大脑，因为上气不足，脑就会为之眩，耳就会为之鸣，身体就会为之颤摇，所以补中益气汤把气提上起来，提上来还不行，还要用锁阳、淫羊藿、肉苁蓉，把这个精血固住，不要散掉，使这个肾中精血升发有源，那头脑就是灵活了。

因为脑脊液跟脊髓里的液体是相通的。

家里可以煮锁阳子粥，其味甘可唼，唼就是嘴可以大口张开来吃，是甘甜的。

锁阳子粥，司机吃了会提高反应力，目光可以锁定一个地方，不会分散注意力。警察吃了，手会更厉害，擒拿盗贼的功夫会更强。高空操作人员、建筑工，吃了以后，他贴瓷片就会握得很牢，不会一贴就掉了，他按下去就会很有力。

锁阳子粥还可以治疗思虑过度、大便燥结、老年人体衰。

《本草纲目》记载，锁阳子润燥养筋，治痿弱。

什么叫痿弱？像老师之前讲的，学生蹲下去，起来以后要扶膝盖，这叫痿弱。

所以不是说颤颤巍巍，到年老的时候，走走路振振摇摇才叫痿弱，同样你二三十岁，要扶椅子、扶墙壁、扶膝盖才起来，也叫痿弱，需要赶紧休息去，涵养真元。

筋痿筋弱怎么办？锁阳子肉苁蓉粥，一吃下去，坚持一段时间，你起来就不用再扶膝盖了。

《本草原始》记载，锁阳能强筋益髓，可以兴阳固阴，就是说它不单固阴，还固阳，是阴阳并固的。

阴不足就会发热，阳不足就会怕冷，阴阳俱不足，调以甘药。

锁阳子什么味道？味甘甜，甘药可以像荔枝那样，大口地吃，所以就用小建中汤加点锁阳进去。

那么夏天怕热，冬天怕冷的现象就消了，以前冬天穿两条裤子，现在一条就够了，以前夏天要两个风扇，现在半个风扇都不用。为什么呢？阳主固秘了，汗就不会乱跑，阴能够潜藏，那么就不会怕热。

《内蒙古中草药》记载，阳痿遗精，腰酸腿软，神经衰弱，老年便秘，就用锁阳子。

《雷公炮制药性解》记载，锁阳味咸，入足少阴肾经，治老年人枯闭，乃为最要紧之药。

什么叫老年人枯闭？枯，古木谓之枯，就是树老了，干了，叫干枯，所以说津液不足。闭，就是关闭了，就是懒得说话，眼睛也变成一条线了，气也变短，变少了，开始喘了，手也伸不开了，叫闭。风寒湿三气杂至合而为痹，痹通闭，关了，所以生命之门要关闭了。

这时就要抓紧用锁阳粥，可以复苏生命之门，阳生阴长。

朱丹溪的虎潜丸，用龟板、虎骨之类，加锁阳，现在用狗骨代替虎骨，但是就是差了好远。

虎潜丸，朱丹溪的这个药丸，可以让筋骨变得有虎劲，生儿如虎，最怕如鼠，生儿要像虎一样，所以有些发育不良，筋骨各方面长得不够丰隆饱满的人，用虎潜丸。

《本草切要》记载，用锁阳炼蜜成膏，用热酒来化服，一味锁阳专门治疗什么？精冷体虚，大便枯竭，行动乏力，颤颤巍巍，如枯枝败叶欲落，所以这是延年益寿膏。

有一老人，常年大便干结，蹲厕所一蹲一小时，难以根治。最后发现，一个秘方治好了他的便秘，锁阳子、肉苁蓉，各20克，连煎服七剂，通畅了。然后偶尔煮粥的时候，也加点锁阳、肉苁蓉下去，大便顺畅，从此告别习惯性便秘。

《中国沙漠地区药用植物》这本书写道，用冬季采集的锁阳，治心衰、心肌劳损等心脏病，以这个猪油或者奶油，炸了以后，泡茶服，锁阳茶，发现心肌缺血的部位，会慢慢地复苏；未梗死的部位，会延缓它梗死的时间，缺血的部位会回红润来，为什么？阳是什么？阳就是红，红红火火谓之阳。

心脏跳动，要有阳气，它是红的，红火的，锁阳就是让心衰慢一点，如太阳下山，让它慢一点下山，心脏要劳损了，让它慢一点劳损。

治妇人白带清冷，锁阳水煎服即愈，这条经验太好了，只要是白带清冷，滴滴答答的，锁阳子一味，第一个把带锁住，第二个阳主升，往上走，同时实行两种功效，第三个补肾，肾主什么？主二便，主水液。

所以锁阳子补了肾，主水液，本身带有缩的功效，它还具有一团阳气，阳主升，阳升则津液随之而升，就阴随阳升，白带就不会滴滴答答。

《得配本草》记载，锁阳配虎骨胶治痿弱，找不到虎骨胶可以用鹿筋替代，也可以治疗痿弱。

锁阳配熟地，可以将阴阳并补。

锁阳配龟板，可以治疗风湿关节"分离"。

有人说："我的手不是我的，好像手臂不能支配手指。"就是说你的手臂要支配你的手指，好辛苦，好像断了线一样。

不要紧，用龟板可以固密，你看龟板所有的骨，可以很紧密地结合在一起，使劲踩都踩不扁的。

锁阳可以将阳气重新连接成锁，使关节脱臼处恢复，有些叫微脱臼，就是说干活的时候，发现一扯又没有脱臼，但是手又觉得不舒服，老觉得不能如臂使指那么轻松，锁阳，重新锁回来，就是肢节经络松动了，让它锁回来。

将来你碰到骨折骨伤的病人，在后期康复过程中，可以用四物汤、骨碎补、续断、锁阳子，你就可以不用田七、海马了，因为田七贵，海马为血肉有情之品。

治疗津枯便秘，锁阳配火麻仁。如果是老年人，男性锁阳配白术，女性锁阳配当归。

加当归重用20～30克，或者加生白术重用50～80克，可以治疗习惯性便秘。

所以对于气虚，少气懒言，又便秘的，重用锁阳子、白术。对于血虚，嘴唇无华，面色淡白，就要重用锁阳子、当归，标本并治。

第 61 讲

菟丝子

🦋 **菟丝子偏固天真。**

在《神农本草经》中，菟丝子被列为上品，它的藤没有叶子，所以叫无叶藤，它满布在其他灌木植物上面，像发丝一样，缠来缠去，很难找到它的根在哪里，所以又有人把它叫作无头藤或无根藤。

菟丝子的入药部位是种子，但是它的藤也是大药，将藤捣烂捣碎，榨出汁来，可以治疗皮肤病，像带状疱疹、腰缠火丹，因为它的藤善通，带状疱疹是极痛的，痛则不通。

阴阳俱虚，最明显的表现就是精疲力尽，精子数目跟质量下滑，可用菟丝子补阳益阴。

菟丝子是阴阳并补的，而且非常平和。补阴，阴成形，那么精子的数量就会增多；补阳，阳化气，那么精子的活力就会增强。

所以一个人活力不够的时候，给他用点补阳的药，像巴戟天、淫羊藿、锁阳。

如果一个人不够丰满，给他用点养阴的药，像熟地、肉苁蓉，可以填充身体。

而菟丝子呢，既能提高活动度，补阳；又可以增加数目，补阴。

五子衍宗丸，为什么叫五子衍宗丸？有五类种子：菟丝子、枸杞子、覆盆子、五味子、车前子，这五味种子最奇特的就是车前子，其他四味以补为主，车

190

前子流通，所以这是补而不滞的思路，五子可以衍宗，凭什么能够衍宗？凭推陈出新。

车前子推陈，枸杞、菟丝、五味、覆盆四子出新，下焦不断地推陈出新，又有源头活水，那么身体的细胞、组织、精子，就会更新繁衍得比较快，所以叫五子衍宗丸。

菟丝子配金樱子、枸杞子，可固精缩尿，今天服了，晚上夜尿就能减少，老年人夜尿清冷或者清长的可以用。

如果老人出现这些问题，第一个是夜尿多，第二个是手脚容易凉，第三个是腰酸，那么可以判断他的肾元阳不足了。

夜尿多、手脚凉和腰酸这三大典型症状一具备，我们就给他开点菟丝子、枸杞子、锁阳、覆盆子，煮水，加点糖晚上喝了，夜尿就减少了。

菟丝子可以明目。

人两只眼睛的瞳孔，叫眼珠子，眼珠子的活动归肝管，但是它的光明却归肾管，就像油灯，上面是亮的，但是它点的是下面的灯油。

人眼珠子是亮的，启用的是下面的肾水。

老年人体衰以后，最明显的表现就是双目昏花，这是衰老的一个重要表现。腿脚乏力跟双目昏花，这是老化。

不要紧，菟丝子可以抗老化，明目。

所以我们有九子地黄丸，或者五子地黄丸，或者枸杞子、菟丝子，加到六味地黄丸里，可以明目。

菟丝子补，第一个是温而不燥，不用担心上火；第二个是滋而不腻，不用担心它补了会不开胃；第三个是补而不峻，不用担心，它补了，人会着急、焦虑、暴躁。

所以好多肝气的恢复，像肝炎或者肝虚，后期都要用菟丝子，为什么？偏固天真。

人最后虚，虚到极处，就是亏虚了天真，天真是什么？就是元阴元阳，肾根里藏的那点东西——天真。

天真亏虚了以后，腰酸尿频，眼花目盲，脑髓记忆力下降，精亏肠道不通，此皆天真匮乏。

按现在来讲，菟丝子是什么？它就是天癸的代表，就是说它可以助发育，又可以抗衰老。

人体的天癸，随着天癸充盈到最后衰退，展现了人一辈子生老病死的过程，所以是什么在主宰我们身体的生老病死，天真。月经叫天癸，妇女天癸至的时候，就有生育能力；天癸竭的时候，就老化，更年期到来，地道不通，形坏而无子。

地道不通怎么办？可以用上地髓熟地、地精肉苁蓉，再加上菟丝子。

这些就是延缓更年期，消除更年期综合征的要药，是非常重要的药，为什么？偏固天真，天真补固以后，老化速度就慢了。

所以在老师看来，像菟丝子、枸杞子、肉苁蓉、熟地、淫羊藿、锁阳、仙茅这些补肾阴肾阳的药都有延长生命长度，减缓衰老速度的作用。

所以治病治到最后，不外乎补脾肾，补脾健脾就四君子汤，补肾固肾就用这些偏固天真的药物。

治慢性病，说一千道一万，就是提高脾胃的消化吸收能力，然后运送这些偏固天真的药物到肾，叫脾肾并补。

所有病到最后，它的转归都是脾肾两虚，肺结核、肝癌、胃病、颈椎病、老年痴呆、脱肛、风湿关节痹痛，还有腿脚不利索以及坐骨神经压迫，无论中医西医的病名，还是男女老少的病症，总之屡治不效，多处更换医生都无能为力，它一定走向脾肾两虚。

脾虚则土不生金，就病及肺部了。

肾虚呢，肾有肾阴肾阳，肾阳不足，火不暖土，就会出现腹泻；肾阴不足，水不生木，肝就会起火，然后肾阳之火，又跟心阳之火相通，而菟丝子偏固天真，固了肾，也固了心脏，所以心肌细胞坏死的，就大胆用菟丝子、火麻仁，立马修复。

因为心就是人体的"仁"，所以我们要用这些种子，种仁入心，入肾。

刚才没有讲任何一种病的详述，但是老师已经将方法跟道，传给你们了，就说一定要从脾胃的消化吸收，跟培补天真入手。

如果说脾胃的消化吸收就是松土，那么培补天真就是灌溉施肥，下草木灰，浇粪水，那庄稼的苗壮成长，指日可待。人体的健康长寿，唾手可得。

菟丝子，有补肾作用，居然是安胎要药，为什么呢？因为肾，主冲任，冲任督一源三歧，都起于下焦，这个下焦的肾很重要，像寿胎丸，都是安胎的要药，方中含有菟丝子的。

有些妇女怀胎几个月，两三个月就掉了，赶紧服用寿胎丸。

《神农本草经》记载，菟丝子补不足，益力气，肥健，这八个字让老师想到这瘦人，瘦人你要增壮，瘦人为什么壮不了？天真亏虚。

所以体弱的人，我们就用菟丝子，加补中益气丸，中气足，体质好，天真足，身体棒。

《神农本草经》讲菟丝子续绝伤。菟丝子主续绝伤，一些旧伤老伤，五劳七伤，怎么办？菟丝子可以接续，像这黑玉断续膏，骨头断了以后，还可以续回去，续断、骨碎补、肉苁蓉、锁阳、熟地，还有菟丝子，这些都可以续其绝伤。

有个病人跟我讲："曾老师，我这个怎么调理，能不能抽烟？"我说："抽烟，伤害还是小的，伤害最大的，就是坐在家里看电视。"

为什么呢？因为抽烟，它只伤到气，看电视伤神，神就是天真所化，这时就需要菟丝子才可以补回来，叫续绝伤。

菟丝子的汁可以去面皯，什么叫皯？左边皮字右边再加一个干，就是皮肤干燥了，即现在所谓的雀斑，用桂枝汤加一些菟丝子，可以美容颜的。

由于菟丝子补肾，偏固天真，所以面色晦暗，可以用菟丝子。

《药性论》记载，菟丝子能治人虚冷，它添精益髓，去腰痛膝软，又主消渴热中。补肾，治疗膝痛，或者能够暖子宫，这些都好理解，但是主消渴热中，比较难理解，这条一定要记住，菟丝子可以治糖尿病。

你看现在糖尿病病人，心烦气扰，吃东西又不解饥，消渴热中，为什么呢？天真不足，天真足了以后，你看，气满不思食，神满不思睡，精满不思淫。

精神不足，才有百个问题，千个烦恼，精神一足，百千问题、烦恼，通通消掉。

所以我们要提高精神盾牌的抗打击能力，那么万千疾病都难侵袭。

菟丝子就是人体精神盾牌，用玉屏风散加一些菟丝子，它的屏风会更巩固，如果说玉屏风散中补气比较厉害的黄芪是水泥，白术就是沙子，防风就是外面的瓷片，有水泥、沙子、瓷片，可以将墙搞牢固，但是建不了高楼，你最多建五层。

在里面加了什么，就可以建十层？钢筋，菟丝子就是钢筋，偏固天真，就是里面最中心最精华的，最硬的。像锁阳等补肾的药，加进玉屏风散里，抵抗力蹭蹭蹭就上去了。

抵抗力稍提高叫健脾，抵抗力明显提高要靠天真固肾。

小抵御外邪，只要用水泥、沙子这些东西就够了。

强抵御，想要活到百岁而动作不衰，一定要保护肾。

清晨起来，老流鼻涕，晚上遗精或者漏尿，玉屏风散加锁阳、菟丝子，看看是不是应手取效。

这个消渴热中，是因为元气不足了，才好饥渴饥饿，元气足耐渴耐饿，所以一个人老是怕冷怕热，不耐劳耐饿，一定要想到用菟丝子偏固天真，因为天真亏了，说白了，就是库存减少了。

这个消渴热中，你要记住用菟丝子，热中是什么？心中源源不断发热焦急焦虑，所以热中也叫焦虑病、烦躁病，心中烦躁懊恼，不能控制。

为什么呢？肾水不能济心火，这个原因，不要认为是心的问题，水火不交泰，人就燥，所以用交泰丸，加一些菟丝子进去，可以加强它治愈烦躁热中的作用。

《日华子本草》记载，菟丝子治鬼交泻精。

就是说这些邪淫遗精梦遗，菟丝子可以固你的天真，人阳气足的时候，不会做这些乱七八糟的梦，所以要加点肉桂或肉桂粉，有钱的可以加点红参，红参、肉桂、菟丝子，吃下去，就不会做这些梦了，只做阳光大气的梦。

菟丝子固了天真，天是什么？一般天代表心阳，真代表肾阴。所以天真就使阴阳调和的，所以菟丝子又叫天真子，它是阴阳并补的。

《本草蒙筌》记载，菟丝子肥健肌肤，坚强筋骨。

因为它是甘甜的，甘甜益力生肌肉，又因为它是种子，种子入肾，肾主骨，所以让筋骨坚强。

《本草正义》记载，菟丝子还可以治疗泄泻，一般用白术健脾，但是菟丝子也是健脾的，且健脾而不燥，能鼓舞清阳，鼓动中气。

《本经逢原》记载，菟丝子的汁是比较黏的，嚼起来黏黏的，像杜仲带丝一样，黏丝的。

凡是带黏丝的，有黏附阴阳的作用，所以它跟杜仲配合使用，可以治疗腰痛如断。

《本草崇原》记载，菟丝子得天地之造化气化，它寄生在空中，藤蔓缭绕，像什么？像一团一团的云雾一样，所以它治疗肺病有奇效，什么肺病？老年人气喘，肺气不足。你看它在植物上面一团一团，像头发一样，一簇一簇的；它在空中，像寄生一样长在上面，所以它入肺的法象天幕，所以它专门治疗肺痨、肺积液、肺虚久咳不愈，冬天熬菟丝子膏，一吃就好。

为什么呢？秋冬养阴。而且菟丝子太平和了，男女老少，大病小病，五脏六腑之疾，都可以用，也不会有不良反应的，除非买到假药，或者发霉的，或者留得太久的。

菟丝子，它的子中膏脂如丝不断，就是说嚼烂了以后，可拉丝的，像拔丝一样，所以它利于补续跟黏补。

它的补是黏补，跟其他一般补药的补不一样，它可以让五脏固密，抵抗力加强。

有些人抗击打能力差，吃点菟丝子，可以让骨质疏松、筋骨松动紧密，哪些地方是筋骨松动？膝盖走路咔咔响，松动了，所以骨擦音容易出现，老觉得自己的手不是自己的，没劲，握东西握不稳，菟丝子锁阳这些药，都可以用。

菟丝子为什么能够祛面部的暗斑，因为菟丝子的膏脂最足，而且它在植物的面上，它跟一般的寄生植物不一样，桑寄生它是在植物的哪里？树干。菟丝子呢？它叶子在外面，所以它主面。骨垢里的那些瘀斑，骨刺，要用桑寄生，但是面上的斑，就要用菟丝子。

同样是补肾药，居然还有这种用法，这是取象论治。骨头上的骨斑，就骨刺嘛，就用那长在树上的桑寄生。你表面的斑，用长在树枝叶外面的菟丝子。

菟丝子的子中之膏油膏脂最足，黏附润滑，而且它源源不断从下往上走，人的脸面要润滑，要面如凝脂。菟丝子看似它的子往下掉，其实它的精华是往头面上送的，所以可以治疗老年人记忆退化，反应痴呆，还有面生老人斑，叫面黑干不去，菟丝子就有功劳。

《医学衷中参西录》记载，张锡纯说自己就是一个愚人，于百千味药中，得一最善治流产之药，实乃菟丝子也。故寿胎丸，重用菟丝子为主药，配续断、寄生、阿胶辅之，凡受孕之妇一两个月后，服一料必无流产之弊。

只要能怀上，就有把握不流产。

老师认为寿胎丸就是聚会丸，聚精会神丸，你不要认为他仅仅只是一个寿胎，把胎安在胞内，它也可以固精，让你骨钙不会流失，菟丝子可固钙、固精、固骨、固胎、固带、固天真。

老年人骨质疏松，吃了寿胎丸，骨质不疏松了。

晚上睡觉腿抽筋的，吃了寿胎丸，不抽了。

走路气喘的，吃了寿胎丸，气固住了，不喘了。

行动颤颤巍巍的，吃了寿胎丸，拐杖可以少用了。

遗精的，吃了寿胎丸，精关得固了。

容易出汗的，汗乃心之液，心液不断往外飘，吃了寿胎丸，方中有续断、菟丝子可以黏附阴阳；有寄生，可以让它"寄"住；有阿胶可以让它"抱"住。

所以整个寿胎丸，既有树表皮上面的菟丝子，也有根系的续断，还有这些寄在蔓藤上的桑寄生，还有动物药的驴皮阿胶包在那里，所以这四味药，是天造地设，是神来之笔，是张锡纯巧夺天工的思路，非常难得。

《事林广记》记载，消渴不止，菟丝子煎汁，任意饮之，以愈为度。

最近老觉得焦虑、烦躁，菟丝子熬汁，估计喝一两天，这个燥气就消了。

《老学庵笔记》记载，余族弟，少服菟丝子，凡数年，饮食倍增，血气充满，身体变雄壮，体力增加。唯独有一个问题，就是洗澡的时候，看到背上长了一个痈疽，因为他大量服菟丝子，身体强壮了，他这些陈年的寒气通过背把它托出来，通过疮发掉了，我们叫排病气，往外托出去了。

像竹笋，它的壳脱掉好不好？好！脱壳它才能往上长，暴出来了。

正值金银花开，然后服用金银花水，这肿就消掉了。

所以假如有人吃补益药上火，长疮痈，让他服金银花水。

《本草新编》记载，遇心虚之人，日夜梦遗不止，用菟丝子3两，然后水煮，早晚一服，永不再遗。

如果是夜梦不安，两目昏花，双足乏力，可用菟丝子1～2两，加点人参、白术、熟地，或者八珍汤之类的药，迅速建立奇功，可以让目暗生光辉，腿弱长力量。

菟丝子，第一补肾明目，第二补肾能够壮腰脚。

人老就是视力退化、腿脚没力，这两个症状是最常见的。还有一个面焦，《黄帝内经》讲，面始焦，发始白，这是衰老之相。

《食鉴本草》记载，菟丝子添精益髓，黑发美颜。

菟丝子配党参，两味药是安胎要药，罗元凯罗老他就用这两味药来安胎。因为党参是平补之物，补而不燥，令土能够固；菟丝子是养肾之品，令肾能藏，土又能固，肾能藏，胎儿就不会轻易动摇。

所以妊娠期女性平时服这两味药，胎都不容易动，不会总是胎动不安。

还有另外一条，非常重要的，就有些人很容易受到惊吓，受惊吓是什么原因？因为肾虚，所以用菟丝子配党参，就补肾气，就不容易受惊。

碰到事情老容易心慌心悸，用菟丝子、党参。

兰友明医生，他治疗风湿关节炎有一手。

李某，关节仲痛，服消炎药、止痛片，收效不理想。关节已经肿得晨起都没办法张开，用常规的桂枝汤，加了威灵仙、忍冬藤等藤类药，服用了三十剂都没有好转，后来加菟丝子30克，服用了五至八剂，关节疼痛明显减轻，手脚弯曲变灵活，效不更方，把菟丝子升到50克，连服三十剂，红肿退，关节痛止，病告痊愈，随访两年，未见复发。

关节炎的病因，就是关节出现炎症，实质上肾主关节骨节，是肾的天真不足，天真一不足，关节就发炎上火，天真一过去，它就降温了，甘露雨一过去，它就不起火了，所以菟丝子叫甘露雨。

关节痛，乃中医痹症范畴，重症关节痛，久治不愈者，加菟丝子重用，每获良效；病轻者，用单味菟丝子，30～50克，熬水，一般三十天为一个疗程。

闭经以后，会目暗头晕，脑力下降，菟丝子可以固住精华，也可以通开精华，这个是双向的。

某女，23岁，停经近三个月，情志忧郁，每见腰酸腿软。医生一看到她少气懒言，腰酸腿软，就说她这个闭经是不足的闭经。直接重用五子衍宗丸，加川牛膝，服一剂，菟丝子重用20～30克的，身体就觉得有劲，两剂下去，月经就来了。

近年来用此法治疗多例，均获疗效，或已婚妇女阴道干涩，老年人皮肤干燥干涩，用菟丝子30克，研成粉末，加麻油涂擦，都可以好转。

看《得配本草》中菟丝子的配伍。

菟丝子配玄参，可以治疗消渴。

菟丝子配熟地，可以治疗腰酸。

菟丝子配麦冬，可以治疗尿浊。

菟丝子配肉豆蔻，可以进饮食开胃口。

菟丝子配陈皮，可以暖脾。

菟丝子配益智仁，可以治疗口流清水。

菟丝子配车前子，可以补肾，有助于胎孕。

菟丝子配枸杞子，可以治疗目暗，不生光。

菟丝子配黄精，可以治疗白头发。

菟丝子配白术，可以治疗泄泻。

菟丝子配覆盆子，可以治疗夜尿频多。

菟丝子配杜仲，等分，用山药糊成丸，叫腰酸腿重丸。

菟丝子配枸杞子、覆盆子、五味子、车前子，即五子衍宗丸，治疗阳痿遗精，不孕不育。

菟丝子加五味子、覆盆子，可以治疗小便固不足兜不住。

菟丝子配茯苓，叫茯菟丸，可以治疗前列腺炎，尿频急，尿有余沥。就尿完以后还要尿，但是又尿不出来，叫尿有余沥，是前列腺炎的一个特点，就白术、冬瓜子、菟丝子、茯苓四味药下去，前列腺炎的绝杀，你们又学到了，这个茯菟丸，还可以治疗白浊，即白带偏多，也是这个思路。

菟丝子把天真补起来，茯苓将浊水泻掉，一补一泻，所以老师把这个茯菟丸叫作微型版六味地黄丸，因为它也是补肾跟泻浊的，升清跟降浊同用。菟丝子升清于肾跟脑顶，茯苓降浊水于膀胱跟尿道。

菟丝子配熟地叫驻景丸，使肝肾得充，目翳消除，外界之美景能够常驻于目。

菟丝子配白术，治疗大便不实，饮食减少。

没药、乳香

> 🦋 没药、乳香散血凝之痛。

为什么会痛？血堵塞了，或者亏虚了。

怎么分辨虚实？虚痛喜欢抚摸痛处。疼痛怕碰的，拒按一般是实的。实的要通，虚的要补。

没药、乳香，是破血活血的药，是通畅的药，它们两个加上甘草叫海浮散。

没药、乳香是漂洋过海来的，热带地区产的橄榄树种的树脂。

它们有什么效果呢？最重要的效果就是打成粉以后，可以破血逐瘀，所以脸上长斑，脸色晦暗，局部刺痛，挑点这药散，用酒冲服，行气活血，这个黑气就去掉了，鲜红的血气就上来了，暗斑就变淡了。

还有长了疮痈以后，局部烂了，收口长瘢痕，服海浮散，散血凝之痛。即便不痛，它也可以散血凝。

有些人长了疮痈以后，疮痈好了，不痛了，但是局部有个瘢痕，这瘢痕叫什么？叫血凝。

为什么叫血凝？就比如说被蚊子咬了，或者蜜蜂叮了，局部烂一个口，然后一抓就流出血水，最后血就出来了，凝固了，就叫血凝。

还有你拿锄头，或者铲子，不小心把手刮破了，皮肤破了，最后就流出血，然后自动凝固，叫血凝，血凝周围会痛会痒，就用乳香、没药；不痛不痒，局部的瘢痕老好不了，也用乳香、没药。

所以我碰到顽固的瘙痒伤口难以愈合，或者愈合以后留下有瘢痕，就会用乳香、没药。

像被雨水浸泡过或者腐蚀过的铁，锈迹斑斑，总之就是气色不华，气色暗淡，没药、乳香可以将心脏的源头活水，送到四肢去。

两味药要同讲，为什么？它们常常可以互相替代，它们常常联手，它们主要入心、肝、脾，有活血止痛、消肿生肌之效。一些疮痈，老是不长肉，你可以制托毒生肌散，就少不了乳香和没药。

内服外敷都好，不过外敷更厉害，你看它是树，用刀一砍，流出来像松脂一样的油脂，随后树就自我愈合了。

乳香、没药做成粉，再加点三七、白芷之类的药，叫生肌长肉散，一敷下去，利于伤口愈合且不留瘢痕。

外敷药打成细粉，可以促进吸收。内服药一般要醋制乳香和没药，因为醋制过后，它容易消化，也可以软坚散结。

但是一般乳香偏于活血伸筋，就是说让筋骨伸展，因为它芳香行气，香可以通窜冲动，将局部的痹痛冲开来，所以一些治痹痛的汤方，像蠲痹汤，它就选乳香，而不会选没药。

而没药呢，偏于化瘀滞、瘀斑，就是说局部有一团乌暗的瘀青，它能化掉。

血瘀比较重的，像有些人抱着胃好痛好痛，其实他胃里有一团瘀，然后就选用没药，像这手拈散，信手就把它拈去了，不是拈来，是拈去。

像手把灰尘拍走拈去一样那么快，这个散就专门治疗气食证。什么叫气食证？受惊吓以后又吃饭，或者吃饭以后突然听到打雷，筷子、碗掉在地上，吓到了，自此以后，胃口大减，吃不进东西。惊食证、气食证，就是气机逆乱，惊则气乱，那怎么办？受惊了，局部气逆致血流不畅，就有瘀血。

所以瘀血不一定是跟别人打架才有瘀血的，那种瘀血太好治了，皮肉筋骨之伤。

以后碰到一个人受惊得的病，开手拈散给他，里面有没药，就说他这是惊则气乱，乱七八糟的东西，给它化了，就好了。

尤其是受惊以后，六神无主，胃口又不开，用手拈散，专治这种胃痛。

有病人说："诶，曾老师，我有慢性胃溃疡、糜烂性胃炎，还有十二指肠溃疡。"

我说："别讲这么多，你这个就是脉跳得不稳定，你还有心律不齐。"

他说："对对。"

心律不齐又带胃病的，手拈散，用下去应手取效。

为什么心律不齐？担忧，担忧再加胃口差，胃就出问题，出病殃，马上用手拈散，里面有没药，把这个瘀血理顺了，担忧就去了。

胃里长息肉，这都是长期忧心忡忡的产物，思虑过度，思则气结的产物，我们就用手拈散，将它拈掉。

手拈散里有元胡、五灵脂，它们都可以行血活血。

《日华子本草》讲到，乳香、没药破癥结宿血，消肿毒。

这个癥结宿血是什么？是停留的瘀血，像子宫肌瘤，就说瘀血排不出去，在子宫里住宿，叫宿血，比如说肝囊肿，它居然在肝安家定户，甚至在血管里成为顽固的"钉子户"。

只要破癥结宿血，消肿痛，就可以用乳香、没药。

《本草蒙筌》记载，没药，主坠堕跌打，疗痛疮溃腐，破血立效，止痛如神。

《本草新编》记载，内外伤皆可用没药。但没药外治更奇，就是说外伤更能显示出它的本领。

《景岳全书》记载，没药破宿血癥瘕，及堕胎产后血气作痛。

少腹逐瘀汤里面就有没药、乳香，它可以治疗流产以后，血气残留在子宫，叫血气作痛。

那么金疮跌打，劳损筋骨，心腹作痛，打拳受伤，怎么办？用推陈出新，无不可愈的没药酒，就是把没药研成粉，热酒调服，即可。

三七治疗跌打伤，但是它价格贵，那么我们也可以用没药，研成粉，用热酒送服。

《本草纲目》讲，乳香香窜入心经，活血定痛，因为心主血脉，所以血脉所到之处，通身上下，只要疼痛，乳香都可以治，尤其是痈疮肿毒、心腹疼痛、手脚长疮、心跟躯干肚子疼痛，它是要药。

诸痛痒疮，皆属于心。

乳香产科多用，取它活血作用，痈疽初起，要发痈了，有一个内托护心散，服用这个以后，这些痈毒不会攻心。

凡人筋不伸者，在外敷药里加乳香，其筋能伸。

将来碰到老年人，脚伸不直，蹬不出去，即筋缩，我们用小伸筋草、淫羊藿，加点乳香进去，为什么？血活则筋伸。

为什么这样讲？筋属于木，属于肝，肝以血为用，肝藏血，所以血足了，血能够养筋，他筋就伸出去了，伸展了，血不足，它就枯了，硬了，所以这个乳香能够活血，筋就柔了。

膝盖痛，用养筋汤，加点乳香。

小腿抽筋，用芍药甘草汤，加点乳香。

效果会更好，芍药甘草汤治抽筋，养筋汤治疗膝盖痛已经很好了，已经是锦绣了，再加点乳香，就是锦上添花。

《药性解》讲，乳香辛香发散，于十二经络无所不入，十二经络它都可以通进去，所以乳香活血，没药散血，二味合用，止痛消肿，生肌化瘀。

《医学衷中参西录》记载，乳香、没药合用，乃宣通脏腑流畅经络之要药，这是药对。

凡心腹胁肋肢体关节诸痛，无论哪个部位，张锡纯都非常推崇，没药和乳香联用，再加丹参、当归，各用到5钱，张锡纯称为活络效灵丹，活动经络非常灵效。

凡气血凝滞，痃癖，癥结，心腹疼痛，腿酸臂疼，内外疮痛，一切脏腑积聚，经络壅堵，用当归、丹参、乳香、没药，各5钱，四味药，煎汤服用，或者打成散，打成散的话，可以分作四天来服，用温酒送服，这个疼痛信手就可以拈去，这是张锡纯最仰仗的治疼痛的方子，而且又是最安全的，丹参、当归很普通，乳香、没药很平和。

乳香、没药消肿生肌，解毒止痛，虽为开通之品，不至耗伤气血，诚乃善良之药也。

世人皆以为经络堵塞，可以用乳香、没药，不知脏腑血痹，也可用乳香、没药。

思则气结，逍遥散加乳香、没药；怒则气上，柴胡疏肝散加乳香、没药；惊则气乱，四逆散加乳香、没药；饱食伤胃，二陈汤加乳香、没药；肠胃肚胀，平胃散加乳香、没药；腰肾闪挫伤，肾着汤加乳香、没药；膝盖踝关节，踢伤扭挫伤，身痛逐瘀汤加乳香、没药；颈椎劳损伤，葛根汤加乳香、没药；严重头痛，久治不愈，通窍活血汤加乳香、没药；肩周炎，关节痛，腕酸痛，桂枝汤加乳香、没药；老容易胸闷心烦疼痛，木香顺气丸或者宽胸顺气丸，加乳香、没药。

乳香、没药好在哪里，它加到这个药物里，可以顺血气，让药发挥更强大的威力，这是妙笔生花的加减。

咽喉有骨鲠，梅核气，噎膈，乳香1钱，水煎服，吞之，好了。

乳香、威灵仙，加进半夏厚朴汤，咽喉像有一块肥肉黏滞住，它可以化。还有双下巴，双下巴就是有痰阻，为什么痰阻？血凝，痰瘀交阻，用乳香、没药化其血瘀，再用半夏厚朴汤去其痰气，痰气血瘀都化解了，这双下巴就会减轻。

《梅师集验方》记载，牙齿有虫，痛不可忍，用乳香粉，或者乳香的汁，一嚼就好。

陈自明的《妇人良方》记载，李时珍的故乡蕲州，有一个顺产汤，用乳香半两，枳壳 1 两打粉，炼蜜为丸，每次空心服用，用酒送服，对于有些胎横位难产、子宫不开的情况，在临产月服用，令胎能够顺利生出来。乳香跟枳壳，两味药，有助于顺产。但是不到临产月的时候，不能服用，还没产的时候就服用，会导致堕胎。

枳壳破胸锤，乳香行瘀血，气血并下。

气与血并走于上，有些高血压病人，一生气，所有气都鼓到这脸上来了，赶紧要把他的气降到下面去，用没药、乳香。

《本草汇言》记载，跌打骨伤筋骨痛，乳香没药桃归红，水煎汤药随口服，疼痛再苦一时除。

再怎么咬牙切齿的疼痛，这药服完以后，就除掉了。桃仁、红花，都是破血的，它们有什么不同？仁能够润，带尖的能破；红花，花可以开放，可以散，一个润一个散。所以桃红，仁降花升，组成一组升降活血，乳香、没药就通行无阻，再加当归，当归乃治跌打的圣药，血家圣药，带领乳香、没药跟桃仁、红花，破血又不伤血，为什么？有当归补血又能够流通，有乳香、没药、桃仁、红花去行。所以跌打损伤，无论是血虚还是血瘀，此方效验如神。

《外科发挥》记载，乳香定痛散，治疮痛不可忍。

就是说疼痛难忍的，用乳香、没药、寒水石、滑石，再加一点点冰片，打成细末，擦患处，叫定痛散，疼痛就可以用。

某病人，30 岁，肚脐长了包块，后来坚硬如石头，往心口上面长，拳头大，还在继续长。张锡纯他一看说："我也不知道他是什么病，讲不出它的病名，但我也可以给你治。"

当归、丹参、乳香、没药，各 5 钱，叫活络效灵丹，把他的络脉打通开来。

不知道他的肚子里长了什么包块，就要流通气血，融化气血，连服十剂，包块消无芥蒂，没有了。此后张锡纯用此方治内外疮痈心腹肢节疼痛，包块聚结，恒有奇效，每每都有好的效果，坚硬如石的都可以破掉。记住，子宫肌瘤这种包块，别忘了用活络效灵丹。

所以张锡纯来一次盲打，丹参入心，当归入肝，乳香、没药入脾肺，使各个部位的气血都活起来疏通了，把这些包块聚结分散出去，这四味药可以重新分布气血的。

乳香、没药研成粉，装胶囊服用，可以治疗消化性溃疡、溃疡性结肠炎。

就像陈藏器的《本草拾遗》讲，乳香、没药止大肠泻癖。腹泻又大肠溃烂的，它可以在里面修复，为什么要吞胶囊？就是使这些药力到肠的时候才溶开来，别在胃里就释放了，到肠里再释放，就把这些溃烂的大肠给治了。有些晨起大便次数多，便前又腹痛，排出大量黏液，或者果冻样便，这叫慢性非特异性溃疡性结肠炎，别忘了用乳香、没药，给加到辨证汤方。

《得配本草》记载乳香、没药的配伍。

乳香活血定痛，没药散血消肿，乳香、没药配透骨草，可以治疗风湿关节痛，配小伸筋草可以治疗抽筋。

乳香、没药配血竭，可以治疗产后恶血。

乳香、没药配黄芪，可以治疗疮痈溃烂以后不长肉，给它托出来。

乳香、没药配枳壳，可以治疗胃下垂。

气血刺痛，乳香、没药可以配三七。

经络堵塞，乳香、没药可以配通微细经络的药，如威灵仙。像久坐，中风偏瘫，肢节麻痹疼痛，中风偏瘫后期，补阳还五汤加乳香、没药，以加强气血流动。

乳香没药流动气血，疼痛乃愈。

闭经或者痛经，乳香、没药加小茴香、香附、川芎。

为什么呢？香附、川芎，气中血药，血中气药，小茴香引药到小肚子，还可以加当归，基本上就是屡治屡效的闭经痛经散。

如果血虚的，脸色苍白，当归就重用；如果血瘀的，脸色晦暗，乳香、没药多用。

胃脘痛，乳香配元胡。

风湿关节痛，乳香可以配羌活、独活，上半身痛配羌活，下半身痛配独活，蠲痹汤就有了。

肠痈，乳香、没药可以配红藤、败酱草。

肺痈，乳香、没药可以配千金苇茎汤，桃仁、薏苡仁、冬瓜仁再加芦根。

打架的跌打伤，用七厘散，七厘散治跌打伤，效果非常好。为什么呢？七厘有多少？七厘还不到一分，就挑一点点，指甲片那么多的药，就可以治疗跌打伤，所以这个药太神了，加上乳香、没药更神。

二 丑

🦋 二丑、巴豆攻便闭不通。

二丑，即牵牛花的种子，有深色跟浅淡色之分。深色的、黑色的叫黑牵牛，又叫黑丑；浅色的是白牵牛，又叫白丑。

牵牛子就是丑牛子，牵牛又叫丑牛，入肺、肾、大肠经，味偏苦寒。它和巴豆不一样，巴豆大热，但是它们都能攻便秘不通。

牵牛子是通过泻下，峻下逐水，往下排；巴豆是通过温通脏腑，往下排，一寒一热。

将炒过的黑白丑打成粉，做成消积退热散，治疗热结便秘，效果好。

牵牛子为什么要做成二丑散？因为它泻下的成分不溶于水，所以主要做成散剂或者丸剂，每次服用小剂量的 1 ～ 2 克就好了，大便就会通畅；服到接近 3 克的时候，就会拉肚子；服到 3 ～ 5 克的时候，会引起严重腹泻，水都会拉出去。这是不同剂量的效果。

《名医别录》记载，牵牛子下气，治脚肿，能够利小便。

《日华子本草》讲，牵牛子泻蛊毒及一切气壅，就是说气血壅滞、肿胀，可以用它。

《本草纲目》记载，牵牛子治水气在皮，肿满喘胀，下焦郁遏，腰背肿胀，有殊功，即有特殊的功效，特别是大小肠秘结，它一下去就通了。

黑丑力量强大一点，白丑缓一点，它们一起炒过后，研成粉末，可以治疗下腹部堵塞，心胸喘满，因为肺跟大肠相表里，将下腹部堵塞通利了，心胸中就放松了。

所以有些人憋尿便秘，肚子胀得难受，用二丑粉，通肠泻腑，可以得到心安神静的效果。心跟小肠相表里，肺跟大肠相表里，我们有一句话叫做，脏病治腑，上病治下，脏邪还腑，阴病出阳。

通过涤荡六腑，让五脏推陈出新，加快速度，你要懂得这招通泻之法。

《景岳全书》记载，二丑能够攻癥瘕积聚，落胎杀虫，所以孕妇要禁用，虚人要慎它，亏虚厉害的或者用它除掉积以后，立马要停止。这些大毒，要治病呢衰其大半乃止，就是说这大便已经攻出一大部分了，就要停了，等身体去恢复，否则过犹不及，把脾胃泻伤了，下气便秘更厉害。

老师始终认为，让大便通畅的，绝对不是泻药，是你的元气，就像摩托车能够往前飞奔，绝不是后面有人在推它，而是它自身的驱动跟油门气力足，油门足，它才能往前冲。

便秘治标，可以用通泻的，起快利于一时，但治本还得要用肉苁蓉粥、火麻仁粥，早睡早起，养正气于平时。

《本草衍义》记载，大肠风秘壅热结涩，用桃仁和牵牛子，打成粉，加蜜，炼成梧桐子大，这就是通肠丸。治疗习惯性便秘，我们可以自己制造通肠丸。

《千金方》记载，牵牛子末治水肿，每次用水送服，一小勺，小便通利，就可以停下来，有些人小便排不出来，用车前子是小水，用牵牛子就是便大水，像水肿，只用车前子，力量还不够大，牵牛子力量比车前子大 10 倍。

如果说车前子是小沟渠之水，那牵牛子就是大江大河之水。

《儒门事亲》有一个禹功散，即该方有如大禹治水的功劳，大禹治水堵不如疏，此方怎么疏？

这个水饮停在身上，从头到脚胀满，整个人看起来都变形了，用牵牛子、小茴香、木香打成粉，与生姜汁同调，然后来服用。

为什么要用生姜汁调服？因为牵牛子苦寒，就是说这个将军攻大便，非常快速，但是心狠手辣，属于冷面将军，非常阴寒的，我们就必须要用生姜汁把心给暖下来。

我们要去性存用，用姜汁去掉牵牛子寒凉之性，留它攻下的作用。

去性存用是炮制学的专用术语，去掉它寒凉之性，我们不要它寒凉之性，但是要它攻逐水饮的本领。

它可以将水攻出去，打出去，但是它是寒凉的，它也会让你畏寒。

所以禹功散就看得非常准，用牵牛、小茴香、木香，牵牛子以攻逐水饮为主，小茴香、木香行气，气行水行，再加生姜汁，第一个去性存用，第二个温化水饮。

因为水饮寒凉的时候，它走不动的，一得温的时候它就气化了。

一个人肿满，小便解不出来，用生姜汁配一点牵牛子粉，解得非常快，生姜，姜者，疆域，体表也，体表膀胱经所主，生姜能气化膀胱，这点少有人知道，你们可以去试。

小便不是很多，就服用姜枣茶姜汤水，服用一大碗攻下去，等一下小便就出得很有力，很痛快，因为它气化膀胱，膀胱一提气，小便就跑出体外去。有些老年人，每次小便量都很少，这是膀胱没气化，服姜枣茶，每天服一两碗，一个月以后，小便一排就畅，而且一坐可以坐几个小时，尿也不频急了。

20世纪60年代，有一位贵阳卢老太，用牵牛子末配合生姜汁、红糖，蒸成饼，专治肾炎水肿，退肿之效，当时名震一方。

有一位60岁花甲的富贵人，平生非常苦闷，他有肠结病，什么叫肠结病？就是大肠打结，大便不通，常常十天一次大便，"每次大便比生孩子还难，"这是他的原话，叫甚于生产，就是说比生产还更严重，更痛苦，屡服养血润燥药，却还是排便不快，服用芒硝、大黄通利药，也是毫无所觉，如此患了三十多年的便秘。

李时珍去看他的时候，发现他家里饮食条件好，就喜欢吃肥甘厚腻，不吃青菜，这是其一。其二，平时忧郁，又不爱运动，忧心忡忡，愁肠百结。其三，爱久坐，不爱喝水，种种原因导致了他身体肠道燥结。不爱运动，肠蠕动变慢；喝水少了，肠不够滋润；不运动跟忧虑过度，肠道动力就不足。

然后李时珍就说用常规的润通药、泻下药，不能够通畅，因为这些药对无形的痰饮阻滞，是没办法的，必须用牵牛子粉末跟皂荚，一起服用，随即通畅，而且不会伤胃，神清气爽，这是嗜食膏粱厚味人便秘的一种方法。

就是说有些便秘，是已经结成实硬的了，用硝黄就可以攻散它，有些艰涩难下的，用五仁丸就可以润通它。但是有一种便秘，是停痰留饮，整个胸都是痰饮，硝黄根本攻不下来，这时要用皂荚、牵牛子，针对便秘介于硬跟稀之间的，效果好。

岳美中的老友，叫高聘卿，是治疗小孩子偏食，不爱吃饭，或者发高热的牛人。他常常给一小撮药，拌点糖，药又不难吃，小孩爱吃且药到病除，一下子十里八乡的人都找他，小孩子不爱吃饭的，赌气噘嘴的，厌食挑食的，发高热的，一撮药粉，加点红糖，吃下去，小孩子笑脸开，身体安。

岳美中老先生就感叹，这是什么方子？老友也是开诚布公，毫不保留，就是黑白丑各等分，炒熟以后，打成粉，粗的要筛去，不要了，取最细的粉，为什么？既然是散剂，要取到迅速的效果，就要取精兵。

刘少勋的医案：1972年的国庆，他的母亲因为国庆跟中秋，相差不远，节日期间吃了不少中秋月饼，这是膏粱厚味啊，晚上腹痛，身心烦热，辗转反侧，然后服用开胸顺气丸，这个胸腹稍缓，但还是肚子疼痛不止，尿也排不出。

当时他想到母亲82岁高龄，怎么办呢？就小心翼翼用鸡内金、焦三仙，结果病重药轻，想到这个不行，去郁陈莝，非斧斤不可以砍掉盘根错节，马上加入炒熟的牵牛子20克，配合保和丸之类的药，只服一剂，二便通畅，再服第二剂，身心烦热退掉，米粥调养，痊愈。

不是说老年人不能攻，你切下去脉象堵得好厉害，真的得要攻出来。

李某，20岁，突然面部、四肢水肿，肚子胀得像鼓一样，医院诊断为肾炎合并尿毒症，治了一个多月，这个湿毒入腹，没有大的改变，怎么办？

在正常的除湿清热解毒补气的方子里，加炒熟的牵牛子30克，服用两小时后，排尿达到1L以上，马上面部四肢的水肿就消下去了，后连续调理，随方加减，竟获得痊愈，就是说蛋白尿、水肿这些肾炎的指标，全部消掉。这也是因为他年轻，所以大有可愈之机。

故对于急性肾炎、尿毒症的，牵牛子都能治，所以牵牛子得小茴香、木香、生姜，可以治水饮内停；得皂角刺，可以治疗痰壅在肠胃。现在人饮食条件太好了，所以将来碰到嗜食肥甘厚腻，胸中又吐猛痰，肚里大便又解不出来，这时就要上牵牛子。

胸中都是猛痰了，即脓痰，浓者都是热，稀者大都是寒，那你要想到，用小陷胸汤；如果大便里头燥结，你要想到用大承气汤；如果大便燥结，胸中浓痰又多，要想到用牵牛子。

你们记住，痰浊叫水饮，大便秘结叫肠道积滞，积滞并水饮，就用牵牛子，所以牵牛子通利二便。其实还有一条一般人都不知道的，人体白的代谢物是小便，黑的代谢物是大便，所以黑白丑就通什么？通黑白窍，黑白窍是什么？前后二阴。

两边它都可以通利的，所以它就等于车前子配合大黄的组合，所以前阴后阴并通，大便小便兼利，此乃牵牛子是也。

如果严重的便秘，还有精窍堵塞的前列腺炎，也可以用牵牛子，但要加冬瓜子、小茴香，更有力量。

痰壅肠结，要加皂角刺；生气以后肠胃堵，要加川楝子。

总而言之，牵牛子是比较雄烈的，有病则攻病，没病会泻人元气，所以中病即止，切勿过度。

巴 豆

二丑、巴豆攻便闭不通。

上篇讲二丑，食积发热便秘，无出其右，很难被其他药超越。

"十九畏歌"讲，巴豆性烈最为上，偏与牵牛不顺情。它们两个是不能一起用的。

一个是寒下，一个是温下，但它们都是攻便秘不通，二丑攻热结便秘，巴豆攻冷结便秘，需要分清。

巴豆是泻下药，如果稍微服过量了，会腹泻得手软脚软，但奇怪的是老鼠吃得越多越壮。

巴豆性热，能泻下逐水，祛痰利咽，性偏猛峻。因为它热，所以冷的病可以治，因为它攻下峻猛，所以它可以排积滞。肠寒便秘，用极少量的巴豆，就可以达到极强大的通肠效果，所以我们就可以用巴豆霜之类的，一丁点，抹在嘴里，口水咽下去，等一下就大泻一通了。

把巴豆制成巴豆霜，力量就会和缓很多，巴豆霜怎么制，看炮制的药物学书就懂了。

《神农本草经》记载，巴豆可以破癥瘕结聚，痰饮留癖，大腹水胀，即肝硬化腹水，荡练五脏六腑，开通经络闭塞，利水谷道。

说白了，巴豆不是人体的一般的清理工，是非常霸气峻猛的清理工。所以《本草拾遗》讲，腹内积聚，冷气血块，宿食不消，巴豆主之。

就是说不单是大便的积滞，连血块的血积它也可以消，所以巴豆是瘤结积滞的克星。

《黄帝内经》讲，巴豆能通宣一切病。

所有的包块积滞，都是由于动力不足了，留在那里。像车子，没动力了，就开不动了；人没力了，腿走不了路；大肠没力了，大便排不出去；肺没力了，话就讲不出了；丹田没力了，气怎么吸不下去了；手没力了，笔居然都抬不动，总之没力了就会不动，不动了它就成为积。积是什么？囤积在那里，动不了，谓之积。

积之所生，因寒而生，寒就是什么？冷。一冻，人就动不了了，天寒地冻，蚱蜢不能跳了，青蛙叫不出来了，知了爬不动了，所以因寒因冻，人就会长积，血脉就会痹，就会走不动。

这个道理弄明白了，那么巴豆就是什么？它就是动力药，它不单可以动肠，它还可以动血管，可以动五脏，可以动六腑，可以让身体重新回温。

所以用巴豆，你能够用到这程度了，那就不是简单治消化系统习惯性便秘了，这仅仅是它极小极小的功效，它可以进入身体五脏六腑，因为它极辛极热，热能够温，可以通，专门治疗寒冷积，痹，动不了，所以从阴阳角度来入手，这巴豆不得了。

《药性赋》上面讲，消坚积，荡脏腑之沉寒，通闭塞，利水谷之道。这寒是沉寒，道是道路，脏腑沉寒，恶疮息肉老不好，那些恶疮息肉不是一团积吗？它为什么老不好？久病多虚，因虚而致寒。

巴豆性热，性烈最为上，它的烈性子是众药无可比拟的，非常烈。

别的药物是通坚积，而巴豆是消坚积，把坚积给消掉，这形容词都不一样。

《本草蒙筌》讲，巴豆有荡涤攻积之能，斩关夺门之将也。

就是说咽喉吃不进东西，肠胃闭塞，幽门梗阻，这些都是关，人体七冲门，这些关隘狭窄了，巴豆下去了，它会通开来，让食物流通，营养更好被身体吸收。

比如说，吃了巴豆，泻得太厉害了，怎么办？赶紧喝点凉水，为什么呢？热药凉解，凉水能够解，黑豆水、绿豆水更能解，大黄水、黄连水、金银花水都可以解，总之热药中毒，用这些寒药凉药，吃下去就解了。

巴豆比较奇特，它攻下，但是它是热的，又往上走，所以它可升可降。五脏六腑，十二经络，上下九窍，它统统可以通，因为热性的攻下药，热往下走，攻下药，往下排，等于它是推陈生新具足的一味药。

巴豆有戡乱，即平定叛乱，大剂量的用，戡乱劫病之功，小剂量的微用，有扶缓调中之妙，缓慢调中之妙。

巴豆跟大黄，同为攻下，都有将军之美名，一个叫热将军，一个叫冷将军。巴豆性热，脏病多寒者宜之，大黄性寒，腑病多热者宜之，就本虚的，冷的，用巴豆；标实的，肠胃堵结的，要用大黄，就是突然间发热以后，大便不通，用大黄。常年总积，大便不通，这种积病入脏，因为初病在腑，久病在脏，在脏多属虚寒，在腑多属于湿热，所以虚寒的便秘用巴豆。

《千金方》记载，有个老农，宿食在肚子里消不了，受冷以后，更是数日都不解大便，用巴豆炼成丸子服，宿食就排掉了。

《古今医鉴》记载，治小儿痰喘，巴豆一粒捣烂以后，棉裹住，塞到鼻孔里，这痰自动会融化。

内蒙古《中草药新医疗法资料选编》，治肝硬化腹水，用巴豆跟轻粉炮制，贴在肚脐，觉得周边有刺有痒的感觉，就可以拿下来，不多时就会拉稀水，如果不拉稀水再敷，几次后就会拉稀水，那个肝硬化腹水就会利下去。由此可见巴豆外用也很厉害。

《本草纲目》记载，一位60多岁老妇，大便稀溏五年余，什么肉食油物生冷的，一碰到嘴巴，肚子就痛，就要做拉稀样，服用升提健脾胃的药，未见好转，怎么办？

她是脾胃久伤，因虚而留积，脉沉而滑，沉代表在里面，滑代表还有痰凝，这是冷积所致。

通因通用，本来腹泻的，排得不够干净，用巴豆，让你再排干净一点，吃完以后，非但不会大泻一通，那些食积排掉后，从此腹泻就好了。

李时珍就体悟到，治疗痢疾积滞日久之病，非用巴豆不可，疗效都比较好。

巴豆不只可以泻下面的大便积滞，上面的咽喉梗阻它也有办法。

老人都有一个特点，痰多，痰特别多的时候，堵在咽喉，饭吃不下，呼吸也不利，有一70多岁的老人，痰多梗在咽喉，平时还喜欢喝酒，昏迷不醒，话都讲不出来。

这是因为他家里有喜事，大家高兴地喝酒吃肉，一高兴气往上走，痰就带到咽喉来，堵住了，就昏迷不醒，这又是一件喜庆之日生失意之悲的。

所以为什么说老人在家里，不要轻易过生日，不要搞得热热闹闹的，因为老人家他气血本身就弱，一激动，有可能脆弱的血管破裂，也有可能壅堵的痰涎往头上升。

家人邀请叶橘泉去，叶先生一切脉，发现脉象滑大有力，舌苔垢腻，叫他他又不应，问他他又不答，两目呆视，连大小便都在床上进行，没反应。然后经有力无力辨虚实，得出他肚子里有寒实，寒实怎么办？

他胸中又有痰，刚好张仲景《伤寒论》有一个寒实结胸，无热证者，用桔梗白散。巴豆霜1分，桔梗、贝母各3分，这个汤方非常厉害，一般人不会用的，一般药店也不敢用，分三次，温水调服。结果才服两次，那些痰涎自动就吐出来，然后气就顺了，病人就能发出呻吟声，第三次以后，药中病所，腹中雷鸣切痛，泻下两次，顿觉胸开郁解，然后自动说他肚子好饿啊，他要喝粥。话也能讲了，痰也往下走了，人神志复苏，有救了。

我们再看，李中梓的医案。明代有位医家叫王肯堂，80高龄，老拉肚子，自己治不好，请本地医生也没办法，几个月了，病情日重，岌岌可危，他就写信要请李中梓给他治。

李中梓日夜兼程，千里走单骑，骑马来到王肯堂的塌前。老人家80多岁，肯定年老体衰，前面的医生都认为是虚的，补了不少，可是李中梓，他却认为体肥多痰，应当迅速荡涤，不可有丝毫怀疑，迅速用泻法泻药。

大家听了都冷汗淋漓，80多岁的老人，摇摇欲坠，已经腹泻了这么久，他还用泻药……

不过王肯堂说："当世之医，推君与我，君定方，我服药，又何疑也。"

然后李中梓一反其他医生的方法，用巴豆霜一味，下痰涎数升，其病速愈。两位名医互相彼此敬重的信任，一时也被传为医林佳话。

慢性结肠炎，吕承泉的经验。有一商人，素体丰腴，肥满，又喜欢吃肥肉，结果肠里很多肥油，每天早上起来就要拉肚子拉油便，半年多，无论是参苓白术散、附子理中丸、四神汤，都没好转，久治皆不效。

卖巴豆的人，在路上洒落了一些巴豆，然后吕承全在路上看到了，捡了放到袋子里，晚上他去看戏，买了花生米也放袋子里，看戏看得入神了，就花生米、巴豆一起吃下去，突然间肚子胀痛，然后知道服食巴豆了，麻烦了，赶紧找医生去，医生说，赶紧用冷水，就可以解了，喝完冷水以后，居然不拉肚子了，从此以后，清晨腹泻，再也没有发生过，全好。

然后大家就惊叹，这真是瞎猫碰上死耗子，误打误撞，非常神奇的一个案例。

哮喘，李静先生的经验。有一开饭店的老太太，常年痰喘，睡下去，痰就涌上咽喉，站起来又疲累想睡，然后有人给她一个方子，用巴豆放到苹果内蒸服，发现吃完以后，十年都没有再发作过哮喘。

但后来再用这方法，效果不太理想，原来每天只用一两粒巴豆，应该从三粒、五粒、七粒依次增加到十粒，方显效。

你不要一下子用七八粒，或者直接十粒，应该循序渐进，先用一粒、三粒、五粒。之后每遇到寒喘的病人，用这种方法，轻者几乎可以立愈，重者可以缓解，这叫单方奇效验。

后来就把这个做成胶囊吞服，效果不错。

有一种说法叫巴豆不去油，力量大如牛，一般巴豆打碎以后，要用面巾纸把它的油给吸掉，就是因为它太猛了，使用需慎重。

有一位16岁年少力壮的少年，他到药店，发现桌子上有巴豆粒，他以为是松子仁，就吃了几粒，然后肚中绞痛，赶紧喝冷水，灌上两碗，肚子就不痛了，没事了。

要记住，冷水可以救巴豆。

需要注意，外敷巴豆，局部肌肉会发肿、溃烂。既然可致皮肤溃烂，那么肠道也有皮肤，所以误用过度，不然易发生肠穿孔。

巴豆，用之得当，去病如神，用之不当，脏腑溃烂，这个要记住。

小孩子乳食停积，我们就要制巴豆霜跟神曲同用，儿科有一个保赤散，用一丁点就可以起效，像六神丸一样，它可以发挥如此厉害的疗效，是因为里面含有巴豆霜。

不过它已经炮制过了，它的性已经驯化了，一般人不怎么敢用，但是一服下去，肚子里不干不净的东西，统统就排出去了，恢复神清气爽。

第 65 讲

紫 苏

🦋 **紫苏散邪寒，更能下气。**

我有一位内科老师，是广州中医药大学的，当时我跟他抄方抄了一个月，他主治消化系统的疾病。

我带了一位我们五经富的阿姨过去看病，因为她的胃病在当地治了很久治不好，老是胃胀。

然后我看老先生开了四逆散、焦三仙、苏梗 30 克，平白无奇，我说从家乡赶过来四百多公里，开这么平白无奇的药，会不会铩羽而归，白折腾一趟。

想不到，半个月，我接到消息说，她的胃胀好了，她说吃到第二天就有感觉了，后来一直都好，都没有再胀过，她说想要继续看，半个月没复发，以前不敢吃粄的，吃了就胀，现在吃没事了。

然后我问老先生这是什么道理？

老先生说秘诀就在苏梗 30 克，紫苏叶能发散，梗可宽中。叶像手，梗就是躯干，所以苏梗能够降气安胎，叶能够疏散，可以表邪，把邪推到肌表去，梗能够把胸中的梗塞降下去。

当时我就学到了，苏梗，不单要用，而且要重用，轻用了还不见效。

紫苏有解表散寒，行气宽中的效果，所以外感风寒，内有饮食积滞，它

219

全搞定了。

无论是感冒引起的没胃口，还是没胃口食积引起的感冒，它都可以用。有些人大鱼大肉以后就鼻塞感冒，泡点紫苏茶；有些人外面受了风寒以后，就没胃口，食停肠中，大便不通，也泡点紫苏茶。为什么呢？紫苏外可以解散风寒，内可以宽中下气，消食化积，所以保和丸加紫苏，就可以治疗胃肠型感冒，胃肠里有食积，又感冒风寒了。

有一位老先生，我去拜访他的时候，他正在治疗小儿感冒头痛，用紫苏熬大碗汤，买保和丸送服，一吃就好了，一个解表一个开胃。小儿照做以后，汗出一身轻，肠通一身劲，好了。

紫苏一身是宝，叶散寒治感冒，梗宽中治食积，叶梗合用，可以和胃止呕，它的子叫苏子，降气化痰。

三子养亲汤：苏子，白芥子，莱菔子。苏子，降胸中之气；白芥子，消皮里膜外的痰浊；莱菔子，消肠胃食积，所以它们是上中下三降的，叫三子养亲。所以老师一听到打呼噜，咽喉中痰涎多，吐痰像硬核，晚上还咳嗽，就给用三子养亲汤。

痰生百病食生灾，想要从头一直降到肛门，便痰浊往下走，靠什么？三子养亲汤。

苏子，可以在头上降，降咽喉的痰浊，如半夏厚朴汤，咽喉中的梗阻之物都可以降；白芥子，可以祛皮里膜外的痰，就是皮肤以内，脏腑包膜外面的痰浊，它可以降；莱菔子重用，可以治便秘，子仁多润，而且莱菔子是萝卜的种子，降气最快，下气和中，所以洗涤六腑。

二陈汤、三子养亲汤、四逆散三方连用，对这些痰食，病理产物，具有很好的推陈出新、排泄作用，这叫合方治疑难，这个方子在冬天用的越来越多，为什么？

秋冬之季，大自然气要往下肃降，二陈汤降气，三子养亲汤降气，四逆散理气。

紫苏更是药食同源之妙物，家里煮鱼，一般会放紫苏，它有解鱼蟹毒的作用。

以前有一位阿叔，他很喜欢吃鱼，有的时候鱼汤喝多了，腿脚就肿起来，中了鱼蟹毒。因为鱼长在水里，是寒凉的，所以吃生鱼片，没有芥末，没有紫苏，身体受不了，久了就关节痛得不得了。

紫苏行气止痛，解鱼蟹毒，所以用紫苏熬水喝下去，剩下的再拿来泡脚，腿脚肿就好了。

所以鱼蟹之类的，最好少吃。出现腿肿了，可以用紫苏来解。

《神农本草经》记载，紫苏下气，辟口臭。

中医治口臭，浊阴下降，就降气，所以可降气的药物如竹茹、紫苏、半夏、砂仁，都可以治口臭，因为它降气。胃机能亢进的，就用竹茹这些凉的药；胃机能动力不强的，就用苏叶、砂仁这些温的药；痰多的就用半夏。所以一个口臭，有十种治法，就是要辨明是因为痰气交阻，还是饮食积滞，还是胃寒不动，总之不动了，臭气就往上走。

《名医别录》记载，紫苏除寒重。胃寒，可以用紫苏，配点生姜，紫苏姜茶，早上喝上一碗两碗，出去干活，太通透了，鼻窍通，汗孔也通。

有一个小伙子，他长期不出汗，运动他也不出汗，胃里不暖了，所以他的胃是收缩状态，他也只能吃半碗饭。

紫苏姜枣汤，早上煮，连续吃半个月，胃口开，人也精神了，早上一动，汗水就冒出来。

所以你们看，将来碰到一些不出汗的湿气重的，寒气重的，不爱动的人，用生姜、紫苏，为什么？它含有芳香挥发油，芳香冲动，所以它可以让胃动起来，胃它是大口，毛孔是小口。

我们讲的一句话叫，脾胃开窍于口，那嘴巴是口，那鼻孔是不是口？是。所以过敏性鼻炎老是治不好，为什么要四君子汤加苍耳子散？因为胃开窍于口，鼻孔也是口，那不是汗证，为什么要用生姜、大枣？调脾胃，调营卫，然后再加紫苏开毛窍，难道只允许胃开窍于口，开窍于嘴巴口，不允许它开窍于毛孔口吗？不允许它开窍于肛门口吗？那痔疮、脱肛老好不了，用补中益气汤加枳壳，补胃，加枳壳，破胸锤，再加地榆槐花之类的，引到肛门，这也是开窍于口。

《日华子本草》讲，紫苏开胃下食，治一切冷气。记住，现在的冷气非常多，冷言冷语，冷风冷水，冰冷的态度，都是冷气，所以我们要制一个暖心丸，用紫苏加姜就是暖心丸，所以常服紫苏姜汤或者面汤的，不用怕心肌梗死跟脑梗死，因为心梗、脑梗都是受寒了，它就堵了。

血脉遇寒则凝，得温则行，紫苏生姜汤就是温中的，所以熬粥的时候，可以放紫苏、生姜，喝下去，养胃，条达。

《本草纲目》讲到，紫苏乃近世要药，解肌发表，能够定喘安胎，凡是能安胎的药，老少咸宜，安全可靠。

砂仁、紫苏都可以大剂量的用，而且凡是能安胎的药，就能使气沉丹田。

一般风寒湿一过来，人家感冒，你丹田气足，就没事，或者偶尔你会感冒，很快就会好。丹田气虚、气亏的人，一有点小问题，风吹草动就受不了。

所以用安胎的药来补丹田气，配合砂仁、紫苏粉，可以把砂仁、紫苏打粉，然后拌到粥里，或者加肉桂，都可以纳气归丹田，稳固胎元，吃了就不容易受惊吓，风吹草动，你就无动于衷，定力会增加。这个紫苏是要药。

安胎药不止于安胎，还可以治心悸不安，心动荡，心中翻天覆地，肚腹天崩地裂。

《本草蒙筌》记载，紫苏开胃下食，治胀满易愈，很容易好过来，发汗解肌，疗风寒最速，兼除口臭脚气，又可化痰破瘀，能通利大小便，解除霍乱呕吐。

紫苏功效太广了，它是温的，它的叶子比较轻浮，所以可以表寒邪，紫可以入血脉，香可以透到外面去，温可以暖中，所以它还可以行，还可以让人有冲动冲劲，总而言之，紫苏能让人一身通畅。

《肘后方》记载，伤寒气喘不止，紫苏一把，水三升，煮一升，整个紫苏割下来，伤寒喘不止，就是说有些人得感冒以后，老喘气，喝紫苏汤。

《千金方》记载，卒呕吐，呃逆不止，紫苏浓煎，顿服良。浓煎多喝一点下去，就好了。

《普济方》记载，咳逆短气，咳喘，气又不足，紫苏2钱，人参1钱，对于中老年人长期晚上咳嗽，效果好。夜咳肺中寒，紫苏刚好暖肺，它像肺叶一样，两片的，久咳多虚，然后再加人参，补气。

所以老师一碰到夜咳的，就姜枣茶，加人参、紫苏，百用百效，没有不效的。只要夜咳，而且是咳得日久的，夜咳肺间寒，日久多虚，多脾虚，久病伤脾。

《简便方》讲，治上气咳逆，紫苏入水，研出汁来，同米一起煮粥。

假如你碰到老年人哮喘，让他喝紫苏粥，顺气。有一次我们碰到一80多岁的老人，咳啊咳啊，拄着拐杖，然后让他早上煮大枣粥加紫苏跟肉桂，他说只要一周吃一次两次，他就可以不用拐杖，气足了，不喘了。人喘气是很累的，很耗的，这个气一纳下去，纳归丹田，就好了。

龚士澄龚老发现外感风寒咳嗽，痰中又带血怎么办？紫苏发散太厉害了，就蘸醋以后，把它炒干，非常厉害，用这一招，它既有发散，又有酸收作用，紫苏蘸醋炒干以后，咳痰带血，它都可以治好。它又相当于发散的细辛加上酸收的五味子，所以若要痰饮退，宜用姜辛味，但是我怕细辛不过钱，怕把人舌头都搞麻了。

不要紧，用紫苏蘸醋，就带细辛、五味子，可以治疗痰饮停胸。紫苏蘸醋，然后再炒，可以加进四君子汤里，漂亮，就是醋制四君子汤，既有四君子汤的甘甜益力生肌肉，又有醋的酸涩收敛涤污脓，还有紫苏的辛香定痛祛寒湿，一方而三法具备。

如果上火了，再加点苦寒的药；不上火的，不加苦寒的药。

有一位叫陈笑夫的老先生，写了一个经验，他说紫苏除了发散风寒，还可以治疗过敏性结肠炎引起的腹泻，这种腹泻在急性发作以后，余毒未清，饮食不节又发作，其实就是慢性中毒，肠道适应不过来，如果吃某种东西就立马腹泻的，有食物过敏史，这时呢，重用紫苏，叶跟茎可以一起用，30～50克一次，配陈皮、山楂、麦芽、神曲等，任你去调和，再加平胃散。

为什么要用平胃散？中医讲，胃肠胃肠，它们是相连的，平胃即是平肠，你看胃好大，那肠就是好小好细啊，所以胃就是什么？胃就是眼镜蛇的头，它开张地很厉害，下面的肠就是眼镜蛇的尾巴，所以肠都是听胃的，所以叫胃肠。

平胃散就是把胃气都搞平，所以用平胃散肠胃就好了，不换金正气散、藿香正气散，都有平胃散的影子，然后你有一个底方就有底气了。

平胃散加焦三仙，然后再加苏叶，为什么？苏叶能够升阳，升阳就能够除湿，无湿不作泻，它又可以解毒，只解毒的药，它不一定能升阳，只升阳的药，不一定能解毒，唯独紫苏既能够解鱼蟹毒，及肠胃乱七八糟的毒，又可以升阳，所以它是腹泻的上好之选。

我们县城有位名医，是脾胃派的，他发现，只要平胃散加了紫苏，其他的焦三仙随你去配，对于过敏性的腹泻，一两剂可获显效，就一两剂，但是紫苏的梗跟叶一般要联用。

用苏梗20克，苏叶10克，就行了，而且必须配陈皮，还有最重要的是，有疗效以后，必须忌口。

我们中医讲，由两方面决定疗效，一个是辨证到位与否，一个是忌口精严。

药若对证一碗汤，药不对证满船装。病人不忌嘴，忙坏大夫腿。

苏子还有一个经验叫治吐衄，这是鲜为人知的。

有些人老是流鼻血，中医认为血随气升降，既然流鼻血苏子可以治，脑出血也可以治，为什么？降气即是降血。

吴少怀先生，发前人所未发，认为冲为血海，人冲动上逆了，就会吐衄，用紫苏来平冲降逆，所以用紫苏粉这些可以治疗吐衄。

紫苏解鱼蟹毒，这个讲过，我们再讲一个案例。有一病人，他认为这个鱼的胆很好，他就吃鱼胆，他不知道胆里头有不少寄生虫，一吃下去就呕吐，发热，身上居然发黄了。一查才知道鱼胆中毒，输液，护肝，强心，居然无明显好转，整个脸色变暗，眼睛都发黄了，尿也排不出，怎么办？

赶紧煎紫苏1斤，加糖盐少许，分两次服用，一次服，汗出，呕吐就停止，两次服，精神好转，没事，出院。

一次1斤紫苏，所以学东西要学到它顶上，用1两，没效，别人一个师的队过来，你派一个团去，被打得鼻青脸肿，你得也派两个师去，合围它，活捉它，所以紫苏还有这方面神效。

《得配本草》讲，紫苏配香附，如香苏饮：香附、紫苏、陈皮、甘草，外可以发散风寒，内可以消食化积。

人嗔怒用香附，食积用陈皮，风寒受凉用紫苏，易疲劳用甘草，这四味药具备了保身四要。

戒嗔怒用香附；节饮食用陈皮；慎风寒用紫苏；惜精神用甘草。

苏叶配枳壳、桔梗，可以宽胸利肠。

紫苏配陈皮、砂仁，可以行气安胎。

紫苏配香附、麻黄，可以发汗解表。

紫苏配藿香、乌药，可以温中止痛。

紫苏配莱菔子、杏仁，可以消痰定喘。

紫苏配木瓜、厚朴，可以治疗暑湿脚气。

紫苏配川芎、当归，可以治疗妇女血滞痛经。

紫苏捣烂了，可以治疗出血跟猫狗咬伤。

紫苏做汤，可以解鱼蟹毒。

川 椒

🦋 川椒退蛔厥，核治喘升。

治蛔厥最厉害的方——乌梅汤（出自《伤寒论》）。

乌梅汤里面就有辛辣的川椒。治蛔虫，要用辛辣的，让它难受，辛可以让它伏下来，头都低下来；要用酸的，酸能静，像乌梅，让它动不了；要用苦的，苦能下。

所以只需要记得三个字：酸、辛、苦，治蛔虫就有把握。

细辛、川椒、肉桂是辛的；乌梅是酸的；黄连、黄柏是苦的。

故而这些药一起用，蛔虫就由肠降到肛门去。

所以川椒退蛔厥，它怎么退？通过味辛。

川椒又叫蜀椒，能温中止痛、杀虫止痒。

昨天我碰到三个脚痛的病人，一个到医院打针，一个吃壮腰健肾丸，另一个贴风湿膏，问我怎么办？

我让他们一律泡温水，川椒生姜艾叶水。

老年人气血不足的，血脉一被冻就僵了，僵就痛了，那怎么办？

一温就柔了，柔就通了。

所以老师把川椒生姜艾叶水叫做温柔汤，温经通脉，柔和脏腑。

当时施今墨老先生一天看几十个到上百个病人，发现以前坐下来看病有空还可以起来走两圈，后来名气越大，腿就越站不起来了，病人一个接一个排着队的接着，你想喝一口水都难，长此以往，久坐生湿，久坐多郁。

形不动则精不流，精不流则气郁，气郁则湿停，湿停则水肿，所以膝盖以下肿胀。

这可怎么办？又没有多余时间去喝药，有没有一种办法，在茶余饭后，闲余的时候，进行康复理疗，将湿气排掉？

它一想到，不就是常开的一味药吗？川椒。川椒能干什么？温中。

川椒性温，病痰饮者，当以温药和之。

痰饮水湿，碰到温的，它就会流通，遇到寒的，就会冻结。脚肿，脚离心脏最远，就是欠温暖。

那直接川椒熬水，泡脚，泡一天轻一天不到一周，腿脚肿胀全部退掉。

所以老先生感慨说，养生二妙法，睡前一盆汤，而且是川椒汤，起到温中的效果，是长寿的；饭后百步走，也是长寿的。

观音坐莲村，有一位阿姨，她的筋骨手脚都痹痛，屡治不效。我说："你是不是经常采了茶叶，又用凉水洗手？"她说："对。"

大汗以后大洗凉水，冷热交替，关节痛痹，山苍树、艾叶、川椒，三味药熬水，拿来熏洗关节，然后再兑些酒进去，半个月全好。

川椒擅长治脘腹冷痛，有一种姜贴，含有川椒、生姜跟川乌。

肚子冷痛，找一张出来，贴下去，怎么没好彻底？那是因为你只是贴下去，没有用电风筒去吹它，凡是风湿痹痛膏，在贴之前，得用电吹筒吹热后再贴。

为什么有些人贴风湿痹痛膏效果不理想？因为关节痛痹，不单要贴手脚，还要贴肚子，因为四肢气血从脾出，这是第一条；第二条，贴之前，要把膏药贴烫热，药碰到热的，它就会融解，药性就会挥发，因为它含有很多芳香的挥发油类的物质，没有热气它挥发不出来，这也叫温升。

呕吐、泄泻，用川椒。

喝了生冷的水，呕吐泄泻，喝点川椒生姜粥，就舒服多了。

川椒味浓郁，麻口浓烈，乃厨房常用调味之品，调味的。

《神农本草经》记载，川椒能温中主骨节皮肤死肌，因为辛香定痛祛寒湿。

除了川椒，还有肉桂、小茴香、干姜、生姜、胡椒等。

酸涩收敛涤污脓，就是说这些污浊凝结成石块了，泥沙样结石，酸的可以收敛涤荡，可以用醋、乌梅、石榴皮、柠檬、菠萝等。

甘甜益力生肌肉，就是说虚弱的人，只要不断地进补甘甜，让它能补得进去，但是要加点辛香的，芳香冲动，让胃肠有力量。这个要往粮食方面想，粮食几乎都是甘甜的，益力生肌肉，比如甘草、大枣、山药、板栗、腰果、核桃、白果、龙眼、枸杞子、红果、花生等。

苦寒清火消炎热，发炎了，肿胀了，痈疮了，找苦味药，药食同源的有哪些？苦瓜、苦笋、苦茶、莲子心、竹叶卷心、芥菜等。

《神农本草经》记载，川椒久服头不白。

川椒可以温升，让下焦的气血能够达到头顶上去。

《名医别录》记载，川椒主五脏六腑寒冷。

脏寒生满病，肚子容易胀满，可以用川椒、肉桂，打粉拌粥喝。

《药性论》讲，川椒能够除齿痛。

细辛、川椒、冰片打成粉，点到牙齿里，专门治虫牙牙洞痛，为什么呢？辛香定痛祛寒湿。

《日华子本草》讲，川椒能缩小便，暖腰膝。

所以老人腰膝痛，再问是不是夜尿多，如果是，好，弄点川椒粉、益智仁、将二药打成粉，每天吃一小勺，夜尿少了，膝盖也不痛了。

《本草纲目》记载，川椒能温脾暖胃，消宿食，解郁，杀虫，通三焦。

如果吃辣椒容易上火，吃川椒就没那么容易上火，而且冬天既通肠荡涤六腑，还可以暖下焦。它的火热不至于变为邪气上熏，它可以变为热气暖气，去暖腰肾。

芳草之中，功皆不及，众芳香温中暖人的草药之中，都比不上川椒。

《本草备要》记载，川椒能治风寒咳嗽，又可以治疗痰饮停在胸。

偶尔风寒咳嗽，川椒、生姜、大枣，熬水，一喝就好。

所以苓桂术甘汤加点川椒，可以豁胸中痰饮。

《本草蒙筌》记载，川椒除骨节皮肤死肌。肌肉坏死可以用川椒，能暖胃驱寒。

川椒可以除骨节皮肤死肌，死是死气沉沉，为阴，活就是阳，所以川椒可以起死回生，可以春暖花开，转阴为阳。

川椒除骨节皮肤死肌，疗伤寒温疟不汗，这个伤寒证。

上退两目翳膜，下逐六腑沉寒。

通气脉，开鬼门，仍调关节，可以调关节疼痛。

坚齿发，暖腰膝，尤缩小便。

理风邪，禁咳逆之邪。

治嗳气噫气，养中和之气。

消水肿黄疸，它可以消水肿黄疸，去肠癖痢疾，久服黑发耐老。

《寿域神方》记载，治疗心痛，天冷加重，用川椒4两，炒过后淋点酒进去，然后打粉来服用。或者服用川椒酒，直接喝酒就行了，它已经带有川椒的药力。

《食疗本草》记载，治牙齿痛，川椒跟醋一起煎来含服，就可以。

《妇人良方》记载，治寒湿脚气，川椒专门拿出一部分来，把它炒干，然后放在地上天天去踩，可以治寒湿脚气，第一起到刺激穴位效果，第二真的可以温经通脉，芳香辟湿，这是非常好的一招。

古人就已经懂得用细的硬的东西，刺激脚底穴位，达到舒筋通络的效果。

李时珍的经验：有一妇人，反复拉肚子，四五年，百药乏效，她已经70岁了，身体都快不行了，怎么办？

用平胃散加川椒、小茴香跟大枣的肉，炼成丸子，吃了就好了。后来某次生气以后拉肚子，又复发，用这个方，吃完就好了。

可见，木克土，或者肠胃稀薄，土不固水，用平胃散加川椒、茴香、大枣，能够除湿消食、温脾补肾。

痰生百病食生灾，那多食饱胀怎么办？凡多食饱胀，气逆上冲，心胸痞满，开水吞服川椒十多粒即可，能通三焦下恶气，消宿食，暖中土。

碰到淋雨以后，头痛，关节痛，风湿，用生姜红糖水，吞服川椒十粒，就可以解，生姜红糖水暖只中焦，加了川椒，就通达百脉，暖四肢。

有一前列腺增生的老年病人，尿频尿浊，晚上加重，而且尿量大的时候，尿道口还有白色分泌物，经常腰痛，B超显示前列腺肥大增生，这个前列腺增生，就是有积液在里面。

所以必须要用走下焦的，能够温化的药，因为是慢性前列腺增生，慢性多虚寒，需要加温化的药，哪个可以达下焦，又可以温化水饮？川、椒小茴香两个。好，小茴香75克，川椒150克，把它们分成三份，每日水煎。每日用一剂发现尿量减少，小便不再有白色渗出物，因为下焦气化了，继续用了两三次以后，前列腺未见异常，随访一年，都没有再发作过。

你看这药的剂量还挺大的，所以一般人用10克、20克，怎么有效？人家敢用30克、50克，委以重任，药专力宏，药物很专，量也大。

《本草纲目》讲，川椒入右肾，补火，治阳衰溲多，溲就是溲尿，阳气衰尿多，它可以用，这个阴囊潮湿，水多也可以，川椒、小茴香2∶1，疗效最为理想。

川椒还有抗病毒的效果，祛寒邪，花椒水加盐可以给碗筷、手术器具消毒，流感的时候，川椒水泡脚，可以抗风寒湿，防感冒。

为什么呢？人体的正气之根，就是起于脚底，中医讲防感冒，提高抵抗力，暖脚底；还有痔疮瘙痒，可以用川椒水熏洗肛门，效果不错；湿疹脚痒脚臭，用川椒水来清洗。但是孕妇尽量不要碰，因为它能够行气、下气。

我们看川椒配伍，《得配本草》讲到，川椒配醋，可以治疗牙痛；配乌梅，可以治疗蛔虫；配益智仁，可以缩小便；配茯苓，可以安神，交通心肾；配小茴香、大枣肉，可以治疗久泻；配苍术，可以治疗食物不化；配人参，可以治疗肚腹虚冷；配生姜，可以治疗呕吐；配红糖，可以治疗痛经；配陈皮，可以治疗胃口不开；配厚朴，可以治疗腹胀；配枳实可以治疗胸闷。可见川椒的配伍是非常广泛的。

五灵脂

🦋 五灵脂治心腹之血痛。

五灵脂是鼯鼠的干燥粪便。

失笑散含有五灵脂，这个方子值得讲，此方几乎通治一切瘀血刺痛。

蒲黄 15 克，五灵脂 10 ～ 20 克，如果觉得实在难喝，可以放点陈皮去调味。

所以这两味药叫失笑散，就是说你失去的往日微笑，给它找回来。

有一个攀树的小孩子，树枝一断，扑通一下掉在地上，背痛得气都转不过来，脸色发乌，发现没有骨折，但是气闷在里面出不来。

就用蒲黄、五灵脂，即失笑散，磨粉，跟黄酒一起服用，吃一次痛去大半，吃两次全好。

它敢起名叫失笑散，就说这汤方对脸面扭曲，难以忍受，度日如年的疼痛，效果非常好。

无论是内科的痛经，还是外科的跌打，经络堵塞，脏腑跟经络上的瘀血，但见嘴唇乌暗，舌下静脉怒张，疼痛局部固定不移的，失笑散可以让失去微笑的颜面，重回春光，所以失笑散又叫春光满面散。

鼯鼠的粪便像凝脂，能够入血分，活血止痛，化瘀止血，为妇科要药，所以经闭痛经，小腹痛，如少腹逐瘀汤，就有蒲黄、五灵脂。

胸肋刺痛，跌打损伤，血府逐瘀汤加蒲黄、五灵脂，就等于加强它的疗效了。还有乳房痛，用逍遥散加失笑散。失笑散是治痛的非常好的一个方子。

失笑散跟金铃子散不相上下，不分伯仲，金铃子散（元胡、川楝子），治疗一切气痛；失笑散（蒲黄、五灵脂），治疗一切血痛。所以有些顽固的胃痛，病久了，气滞血瘀，可以失笑散跟金铃子散联用。

如果只是气滞，胀痛，就用金铃子散；如果是刺痛，就用失笑散。

病人捂着心口窝来，你问他胀痛还是刺痛？刺痛，平胃散加失笑散。胀痛，平胃散加金铃子散。

一般而言，血痛，诸血皆属于心，心主血脉，所以冠心病心绞痛的，可以用失笑散。

一般跌打药，只是活血化瘀，将瘀化掉，而五灵脂，除了活血化瘀还可以推陈出新，因为它是粪便，所以它还降浊，小腹子痛，在下面的，它就可以一下排走。一般活血化瘀药，像三七、红花、丹参，只把瘀血活开来，而五灵脂它除了活开瘀血，它把瘀血通过粪便排泄掉，所以这是它的优势。

《开宝本草》记载，心腹冷痛，五灵脂要配干姜。小儿疳积，五灵脂配鸡屎藤。肠风臟胀，五灵脂配巴戟天跟苍术。五灵脂可以通利血脉，治疗女子月闭，闭经的效果好，它是开药，能够开通瘀血，开凿瘀血，尤其是子宫的瘀血，因为它就是腹中出来的。

一般五灵脂，生用活血化瘀，炒用可止血。治疗月经闭塞不通，五灵脂可以配温经汤；治疗心脏疼痛，五灵脂可以配血府逐瘀汤；治疗小儿食积，疳积，保和丸加五灵脂。

为什么呢？因为疳积，不单是饮食积滞，兼有血脉的瘀堵，还有气也不足，所以治疗疳积，我们要加五灵脂，它可以行血，血行风自灭，可以治风湿，血行气也行，可以治疗气滞，血行积也去，这个积滞也去掉了。

五灵脂通过活动五脏六腑的心血，可以让脑子灵窍大开，浊阴下降。

五灵脂这味药不是最重要的，要学到这个法，就是说让血液流动活跃一点，积滞会消去，治积要治正气，治正气要治速度。比如自行车，车胎没气了，爬不动，气足的时候，然后再一踩，动力一足，走得好快。

记住，速度决定力量。

提高五脏六腑经脉百骸的气血津液运行速度后，血管的斑没了，脸上的斑没了，舌头的苔腻也没了，胃里的痛没了，肝胆里泥沙样结石也没了，肾里的结石没了，尿道的堵塞、前列腺炎、前列腺充血、败精死血没了，腰椎间盘突出也没了，子宫肌瘤也没了，肝囊肿也没了，盆腔积液统统没了，这只有一个原因，血气流变加快。但是一旦慢了，它就什么都又来了。

将来碰到结石病人，适当加点五灵脂，碰到子宫肌瘤病人也加点它，碰到这个脸上长斑的病人也加点它。并不是说专治这些斑、瘤、积，它是提高血气流变速度后，身体从而恢复灵敏，恢复健康。

王清任的《医林改错》有一个化瘀方，总结起来，四个字——活血化瘀，两个字——化瘀。意思是没有其他方法了，就化瘀。所以王清任讲到，无论外感内伤，所伤人者无非气血，不是脏腑，不是经络，就是气血，周身之气通而不滞，血活而不留瘀，气通血活，何患疾病不愈。

血液流通速度快，就不会长这些奇形怪状的包块。

《本草纲目》讲到，五灵脂入足厥阴肝经，气味俱厚，专主一切血病。所以它能够活血、散血，跟蒲黄联用，叫失笑散，不单治妇人心痛血痛，男女老幼一切心腹胁肋、少腹疼痛，并胎前产后，血气作痛，百药乏效者，要想到失笑散，往往能奏功，屡用屡验。

《鸡峰普济方》记载，五灵脂打成粉末，每次服2钱，用温酒或醋汤都好，突然间心痛不可忍，即现在讲的心绞痛、心胃痛、心口痛，总之就是胸这一块突然间痛的，可以用。

《仁斋直指方》记载，牙齿痛得像针扎一样，叫做恶血牙痛，用五灵脂跟米醋煎汁来含，痛就会止住，这叫灵脂醋。

《太平惠民和剂局方》记载，产后心腹痛到要死了，可以用失笑散。蒲黄要炒香，因为它是水生的，带点凉，生的是凉血的，把它炒香了，然后五灵脂要用酒去研，去掉那些杂质，不然吃了会恶心的，两个药等分，打成粉末，再用醋调服2钱，要趁热服，热它就温通，走得快，记住，活血化瘀的药，一般要热服、温服，温能通。下火的药，可以凉服，凉能降。

《本草衍义》记载，五灵脂行血之功通身上下，比如说有人眼睛有东西堵住，看东西老觉得有东西堵着，有瘀血，有一个瘀暗圈，往来不定，此乃血瘀所致。

怎么办？找一个入肝的药，因为肝能开窍于目，五灵脂入肝，以它为主药，然后打成粉，用生姜温酒来磨服，眼珠子的瘀血就会化掉。

还有周身关节冷痛，关节痛得不得了，用五灵脂、乳香、没药，我们讲过，这个叫海浮散，打成粉末的话，可以止痛。

还有毒蛇咬伤，人都昏过去了，有一位老僧，用酒来调药2钱，灌之，遂苏，就苏醒过来了，然后再用这些药渣，敷在毒蛇咬伤的患处，肿胀也消下去了，第二次再服2钱下去，诸苦皆去，就好了。

问之，乃五灵脂1两，雄黄半两，同为末，止此耳。后有中毒者，用之无不验。

所以五灵脂还可以解蛇毒毒气攻心，它可以化出来。

运动员磕碰伤，或者有时候心觉得很闷堵，都是身体有瘀血，用点五灵脂调酒服就可以了。

当然你要真正地配这个毒蛇散，用五灵脂1两，雄黄半两，打成粉末即可，蛇咬伤时，及时把伤口切开，把毒血挤掉，这个粉下去，一般没大碍。

《得配本草》讲，痰涎裹血成窠囊，胸中瘀血痛不堪，五灵脂配蒲黄，失去的微笑可回来。

五灵脂配半夏，可以治疗痰结在咽喉，所以梅核气，用半夏厚朴汤，别忘了加五灵脂，五灵脂得蒲黄，从咽喉一直到肛门的痛它都可以治。

五灵脂配柏子仁，可以治疗肺胀咳嗽。

五灵脂配木香，可以治胁肋胀。

五灵脂配乌药，可以治疗小肚子刺痛，但是要用酒来调服。

五灵脂配香附，可以治疗女子生气。

五灵脂配元胡索，受惊后一吃饭就胸胃痛，有个手拈散，信手拈来就把痛去掉，就是由五灵脂、元胡索、香附、没药这四味药组成。

妇女，只要月经有血块的，就可以用五灵脂。

脸上有暗斑，可以用五灵脂；嘴唇乌暗，可以用五灵脂；舌下静脉怒张可以用五灵脂；脉象切下去，脉涩如轻刀刮竹，可以用五灵脂。

局部刺痛，可以用五灵脂。

看病也是，一团黑气，用五灵脂；印堂发黑，用五灵脂；嘴唇乌暗，用五灵脂；抱着胸口，捂着痛，用五灵脂。

第 68 讲

大茴香

> 🦋 大茴香治小肠之气痛。

大茴香，又叫八角，是一种香料。

中医药里头有好多药是香料。香料的特点，第一，芳香醒脾。所以它可以开胃，家里熬各类的汤，比较腻的，可以放点茴香。为什么比较腻的汤放它？因为油腻碍胃，脾不喜欢湿，恶湿而喜燥。油腻的东西大都是湿的，腻的，放点茴香下去，就可以化腻。

第二，芳香浓烈。芳香冲动，所以它让人有冲劲。用大茴香制过的花生，吃了特别有冲劲，你发现光吃花生好平和，再放点茴香之类的下去，它气血就冲动了，就有后劲。

第三，温暖。芳香药大多有温中之效，它可以暖胃驱寒，可以治疗手脚冰凉，所以搞点茴香、肉桂，磨成粉，拌在粥里喝，无论寒冷的咳嗽，寒冷的手脚痛，寒冷的肚腹疼痛，寒冷的痛经也好，只要诸寒收引，这些疼痛用它，效果都好。

诸寒收引，皆属于脾、肾，就说入寒，久必归脾、肾，所以茴香芳香入脾，它又是种子，种子就能够入肾，所以能够暖命门。

大茴香能够开胃止呕，芳香开胃，止呕能够温下，它是温热药，它又是种子，种子往下堕，所以它的作用方式就是一团热气往丹田下走。

大茴香散小肠寒疝，什么叫疝？就是体内组织通过睾丸周围薄弱处形成一包块。哪种人比较多见？发育不完全，年老体虚，中气不足的。

用补中益气汤，加小茴香、大茴香，它们可以暖小肠之寒，疝就能够气化，疝都是阳不气化的产物。

你看小孩子纯阳之体，哪有什么包块，一下就气化掉了，中老年人，体虚力弱的时候，脸上也长斑，手上也长疙瘩，长扁平疣、脂肪瘤、风湿小结，还有痛风结石，总之各种疙瘩，都留在身体，它有一个共同原因——阳不气化。

所以中医克瘤克癌，走两条路，一条像白花蛇舌草、半枝莲、猫爪草等寒凉的药物清里；另一条走提高抵抗力的方向，像丁香，肉桂，你看丁香，丁子它是带锐气的，它可以破，所以有些香味药是带破的。

小茴香、大茴香，可以将肚子里的水湿给气化掉，不要小看小茴香、大茴香，以为它只是治小肠里的疝气痛，对于大腹便便，一走路，那个水晃水晃的，肚腹膨隆的，小茴香、大茴香，也是可以用来减肥的，可以祛掉带脉的湿气，这些都是阳气化的结果。

阳不气化，人会笨重，阳一气化，人就会轻松，所以某天你觉得腿脚沉重、酸软，特别是早上起来腰背痛，就是阳不气化。

上车村勤叔，他早上起来的时候腰背痛，我问他家里有没有香料。他说有。我就让他搞香料来拌在粥里喝。就这么简单。

没几天，吃完以后，他身体就恢复过来了，这腰就不酸了。

所以有了大小茴香，何须去找这个杜仲，你就不用节外生枝了，家里就有了，所以你只要辨明它是寒湿腰痛，早上起来加重的，就可以用这个温中的方法。

你眼中只有阴阳寒热了，已经没有所谓腰痛头痛了，中医最后就看阴阳寒热，看来看去都是看这个，只要将阴阳调好，身体好得很，阴阳可以表现在动静，可以表现在燥湿。

你看一个人，躁动的，我们肯定要滋他的阴。

一个人迟重的，非常迟钝，我们肯定要扶他的阳。

毫无疑问，扶阳则有生机，滋阴则能够平息，阴水足，则龙雷火不上炎，阳气旺，则灵敏天性能得到舒展。

老师看到大茴香散小肠寒疝，简直就是治疗疝气的良品，你看茴香橘核丸、导气汤，都含有茴香。

有些小孩子喜欢坐在石头上，这睾丸被冻得萎缩，而且发育不良，不要紧，用小茴香打粉，然后加酒炒了，敷在睾丸上面，再吃一点茴香粉下去，马上这睾丸就不痛了，而且得到温了，它就可以膨胀，万物得温则生长，有生机。

现在好多孩子喝冰冻饮料，又不爱运动，太阳又晒得少，肚腹是冷的，饭量又少，打点肉桂茴香陈皮粉，孩子一吃，小碗要换大碗，一碗变成两碗，开胃止呕，茴香是也。

所以开胃有的时候不一定用保和丸，老师跟你讲，保和丸对于哪种胃口不好的效果好？对食积停滞效果好，而小茴香、肉桂，对于受寒的，吃凉饮多的效果好。就普通食积多的，吃肉多的，吃米饭多的，就吃保和丸，但是吃冰饮凉果多的，就得吃茴香、肉桂、老干姜，这些才可以开胃。

有病人说，他胃不好，胃痛，饭量少，吃不下，整个人没劲。给他吃保和丸，他胃口更差了，一换桂枝汤加茴香、肉桂，胃口马上好起来，为什么？

因为这个方子含有芳香挥发油的药物，能够促进胃肠蠕动，让肠胃脏腑变大的。肉桂、茴香，都是温中的，都是芳香的，都是冲动的，都是让肠胃蠕动力加强，都是散寒的，胃受寒以后，它就动不了了，得温以后，它就能通行。

所以老师想到，茴香具有阴阳之功，你看它是植物药静悄悄在吸收天地能量，可是它一进到肚子里头，非常迅猛，通上彻下，暖胃驱寒。

假如一个老年人跟你讲，他最近没食欲，好，用保和丸，给他消，结果食欲没有给他搞出来，把他胃黏膜又消薄了，更吃不了。

你反过来，给他用点附子理中汤、桂附理中汤，你还可以开茴香理中汤，这理中汤里加小茴香、大茴香，马上胃就暖洋洋，食欲回归了。

道医陶弘景讲到，煮臭肉，就是说肉已经有点小变味了，但又没有完全坏，下少量茴香，可以去臭浊之气，酱加点茴香末，它既可以去掉酱的寒气，也可以让酱更香。

现在好多人吃冰冻的、隔夜的菜肴，想不伤身体，那就要撒一些茴香粉，一物降一物，茴香就专门降服隔夜菜。

《药性歌括四百味》记载，大茴味辛，疝气脚气，肿痛膀胱，止呕开胃。

大茴味辛，大茴香气味非常辛烈，可治疝气脚气，你看疝气在腰以下，脚气在脚下。

人老先老脚，若人向老，下元先衰。

衰在哪里？衰在阳气。一个人衰老，下半身可以看到，而且寒湿伤于下，所以疝气跟脚气，都是寒湿重以后，血脉不能温通，经络不能气化，肌肉就会粘连，水湿就会停留，离照当空，阴霾自散，所以用小茴香、大茴香。为什么不用桂枝呢？因为桂枝走上，肩部方面的滞塞就用它，茴香走下，所以疝气脚气用这个茴香。

肿痛膀胱，止呕开胃。膀胱肿痛，可以用茴香，它可以止呕，可以把胃气打开来。

《品汇精要》讲到，大茴香主一切冷气，温药热药可以治疗冷病寒病。

《本草蒙筌》记载，肾劳疝气，干湿脚气，膀胱冷气，皆命门火不足，茴香可补之。

命门阳火不足，"肾劳"两个字，虚劳久必及肾，所以试着用茴香粉拌核桃吃，暖肾更厉害，因为核桃本来就可以纳气归肾元，可以补大脑。

但是你发现核桃它只是干香，干香的时候，它只是营养，营养想要能够进入到肾里，要靠什么？肉桂、茴香。肉桂茴香粉，拌点核桃粉。所以你只要会调，就画龙点睛，核桃就是龙，你弄一点点茴香、肉桂进去，那就点睛了。

你打了核桃粉1斤，拌个1两或者半两茴香肉桂粉，普通人吃核桃，吃了几个就腻了，加了茴香、肉桂粉后怎么吃了不腻呢，吃了过后还有劲，因为放了茴香、肉桂，它就多吃一两口也不撑，而且能转化。

所以茴香、肉桂能够转化身体营养，医学入门讲，茴香专主腰痛，能够壮腰健肾，还有寒冷腰痛，比如说突然间天气变冷，腰痛得直不了，你到厨房里，找生姜、大枣、茴香，捣成末，热水一冲喝下去，速解。

为什么？茴香能入腰肾，生姜能走太阳膀胱经，大枣提供后劲，所以腰部的冷痛就缓解了，为什么？茴香治一切冷气，尤其它是种子，入腰肾下元。

《本草正义》讲，茴香除齿牙口疾，下气解毒。

它解的是什么毒？冰冻毒，肉腐毒，就是说食物在身体里留久了，排不出去这种毒。

《医林纂要》写道，茴香能够下除脚气，上疏肝木，可以达阴郁，就是说有些人愤怒过后，阴器胀胀的，要用茴香逍遥丸，以达阴郁。

它可以到达你的阴器阴部的下半身，阴既代表你的生殖器官，也代表下半身，脚肿也是阴郁，疝气也是，睾丸痛也是，子宫里的盆腔积液也是，都是阴郁。

逍遥散最达，只要主方再配上主药，治这些病，没有不好的。

比如说有些人愤怒后头痛的，就要逍遥丸加川芎；愤怒后胸痛的，逍遥丸加香附；愤怒以后咽喉痛的，逍遥丸加桔梗；愤怒以后背痛的，逍遥丸加姜黄；愤怒以后肩痛的，逍遥丸加桂枝或桑枝；愤怒以后腰痛的，逍遥丸加杜仲；愤怒以后阴器痛的，逍遥丸加茴香、橘核。

茴香橘核丸治疗疝气，如果一个人没有疝气，可是他一生气睾丸就痛，或者妇人一生气阴道就痛，那么用逍遥丸加茴香、橘核就不痛了。

《雷公炮制药性解》讲，茴香气厚，它的气非常厚，理虚寒诸症，所以治一切虚寒，哪种类型的人虚寒都可以。

有些人讲话懒洋洋，神疲乏力，讲一句话要分两口来讲，一切脉沉沉的迟迟的，用茴香理中丸。

这就是虚寒病，虚寒病就要用温补法。温呢，用茴香、肉桂；补呢，用理中丸。

有一做机械设计的病人，老是口吐清痰，我开了六味药，二陈汤加肉桂、茴香，吃完之后不再吐痰了。

人的痰饮，就是精气的次品，只要改善脾胃健运功能，病理产物就会减少。

中医是见痰不治痰，治什么？治脏腑气化，病痰饮者，当以温药和之，因为痰饮是气化不足的产物。

当时脑窍就开了，就可以用四君子汤、理中汤、二陈汤。看他痰饮的程度，如果痰很清稀，为寒饮，就用理中汤，再加茴香、肉桂。如果痰是普通的，就四君子加茴香、肉桂。如果痰是微黄的，可以用二陈汤或者温胆汤，加肉桂、茴香，都可以。

如果痰已经全黄了，那么就要直接用温胆汤，或者黄连温胆汤。

《玉楸药解》讲到，茴香治水寒土湿。水寒土湿，木就会郁。

有些人经常生气。问他是不是病在下半身？他说对了。好，只要下半身有病，又经常生气的，逍遥散加茴香、肉桂。为什么？水寒土湿了，木郁了，郁在上面。

有些人经常生气，问他是不是上半身不舒服？他说对。好，逍遥散加丹皮、栀子。因为上半身多属于热，下半身大都属于寒。

《仁斋直指方》记载，治疗小肠气坠，小孩子或者老人疝气，直接用小茴香、大茴香各3钱，加一点点乳香，煎服，吃了出点汗，气就上来了。又讲这个腰重刺胀，就是腰沉重的，既胀又刺痛，胀是气滞，刺痛就是血瘀，有气滞血瘀都不要紧，因为茴香性温，温可以行气，它是种子，又可以入肾，所以腰里的气滞血瘀，八角、茴香，炒，打成粉末，用酒调服2钱，腰痛就好了。

秋冬天了，北风一刮，老人就腰痛，捂着腰。他一来你家，你就挑一点点八角茴香粉放在杯里，再倒一点酒，再加一点热水去，去稀释一下，他喝两杯，这个腰就没事了。

《卫生杂志》记载，大小茴香各1两，打成粉末，然后放在猪膀胱里，用酒煮烂，研成粉末，可以治疗疝气痛。

用猪膀胱起到引药达膀胱作用，所以这个不单治疝气，还可以治前列腺问题。

你看那些肿胀啊，水肿啊，积液啊，败精死血在前列腺堵住，它不能气化，用小茴香加冬瓜子、川楝子，它就可以气化前列腺的结节。

前列腺久坐有结节，或者有前列腺癌的，要注意，除了劈叉踢腿，开合谷、开太冲外，一定要服用茴香、冬瓜子，能够疏利下焦。

《简便单方》记载，茴香治腰痛如刺。

这腰痛像针扎一样，八角、茴香，炒成粉末，每次用2钱，用盐汤服用，或者直接制成茴香膏，用糯米炒热了，也可以加点茴香进去，把它敷在痛处，这个就是温敷，外热源。内治可以吃茴香粉，外治又有外热源，腰痛就好得快。

你再会针灸跟推拿，那来一两次，腰痛就好过来了。

所以碰到一些寒湿腰痛久坐的，用肾着汤，肾着汤它可以去掉寒湿，但是治疗刺痛，还不是很有针对性，可以加点茴香。

小茴与木香，肚痛不须疑。大茴与故纸（补骨脂），杜仲入腰肢。

大茴、故纸、杜仲，你可以试一下，如果谁腰痛了，准备好大茴、故纸跟杜仲，打成粉，兑点黄酒吃下去，因为打粉可以节约药物资源，加酒可以加强它行散作用，就可以建立信心。

《永类钤方》记载，大小便都堵住不通，用这些通便的方法居然通不了，说明他是肠胃动力不足，是本虚标实，所以我们必须要补虚，用什么？用茴香打粉，还可以加点麻子仁加点葱白，葱有通中发汗之需，中是中焦、肠管，然后煎成汤，大便秘结它就可以通，小便不通的，可以调服五苓散，这些都是好方子。

甘　草

🍃 甘草为和中之国老。

现在讲的是温药。"和中"两个字，非常高尚，甘草是中药之国老，善于调和。寒热药它都可以调和，比如说用黄连、干姜，治疗胃怕冷怕热，这药吃下去胃可能会痛，但加了甘草就不会痛了，甘能缓急止痛。

有些人吃凉的胃泛清水，吃热的上火，那我们就用干姜暖他的胃寒，黄连降他的胃火，然后再加甘草去调和，效果就很好。

《神农本草经》列甘草为上品，甘平入五脏，入肺则润肺止咳。

广州的一名快递员，他老是咳嗽，我就知道他着急了，急则经脉扭曲，买复方甘草片，吃了就不咳了，甘能缓急。

还有一位普宁的病人，她咳嗽延续一个多月没好，止嗽散，重用桔梗甘草。

止嗽散里面有桔梗、甘草、前胡，桔梗、甘草重用，30 克桔梗，20 克甘草。重用甘草能润肺止咳。

现在老师要讲甘草的入五脏之效。

秋天咳出来有血丝，燥咳，痰又不多怎么办？润燥止咳，用贝母 10 克，白及 10 克，甘草 10 克。

贝母止咳，甘草可以润燥，白及止血。

肺主皮毛。庵背村有位老人，冬天老抓痒。春夏天抓痒，湿毒；秋冬天抓痒，风燥。因为津液枯竭了，不滋润了，皮肤不断地脱屑。

我让他熬这个山药甘草水，培土，然后这皮肤就慢慢润过来了，晚上睡觉就不痒了。

以后碰到老年人一睡电热毯，皮肤就瘙痒，那怎么办？用山药、甘草煮水，甘能够生肺，肺主皮毛，而且山药也能补肺，色白。

毛发脱落，特别是焦虑症，要补肺，治疗焦虑症皮毛脱落，张锡纯说，可以用黄芪、知母、甘草之类的药，补他的大气，使身体有云升雨降之妙。

黄芪就是云升，知母就是露降，甘草就是厚土，这三味药可以治疗皮肤毛发枯焦，掉头发，培土生金。

肺主气，司呼吸。有一病人胸闷，气都喘不过来，余老师只开了三味药，枳壳、桔梗、木香，桔梗升，枳壳降，木香出，他一想还缺一个镇守中焦的，甘草，一剂药吃完，胸就不闷了。

所以某一天你觉得整个呼吸不够顺利，要想到这个旋转大气汤。

肺开窍于鼻，肺是开窍于鼻子的，我们看到鼻塞的人，只要给他开苍耳子散都有效，可是它这个效果能维持几周几个月，还是从此鼻子都通畅，看什么？后期看健脾，早期取效全凭宣肺，后期巩固便要健脾。

这病人过来，鼻子不通气，有的时候一只鼻孔呼气，有的时候要嘴巴张开来吐气，很难受。

苍耳子散加桂枝汤。我知道光用苍耳子散，只能暂通鼻窍，加了桂枝汤还有甘草，才能够永通鼻窍，就时间比较长。暂通鼻窍，就苍耳子散，久通鼻窍，一定要加桂枝汤和甘草，它才有力量，有后劲。吃下去后果然就通了，而且很久都不堵塞。

你有没有发现，靠近高山又有江流的地方还朝东的地方，产的茶叶特别好，因为朝东的有云升，靠近江流的雾气重有露降，而且高山土厚。

再看心，心跳得不稳定，会偷停，偷偷地停下来，是心累了，心的节律乱了，乱我心者，今日之日多烦忧。

脉结代，心动悸，可以用炙甘草汤，也就是说脉跳得不稳定，可以用此方。

在长滩村下面有一80岁的老人，他说他的心要跳出来了，我一切脉，不稳定，跳两下停一下，大家都害怕。"这个病人你敢给他开药吗？"我说："敢，辨对了证，我就敢。"

炙甘草汤，一剂药，心跳就稳定，所以炙甘草加桂枝、火麻仁，可以稳定心脏，可以让你的心不地震，还有大枣、阿胶，加进去，补心血，炙甘草汤稳定心脏，土有稳定作用，厚培其根，这个树木乃固，巩固了。

心其华在面，印堂发黑的用桂枝汤。黑，乌云盖顶，桂枝就是阳光，只用桂枝、白芍、生姜、大枣，它可以一阵热让印堂红，随后又黑回去，加了甘草，它可以红得比较久，所以甘草有助桂枝热力的作用，让气色有光华，就是说桂枝猛烈的，加了甘草就会变得和缓，它作用力会缓一点。

心，开窍于舌。所以口舌生疮，尿又黄赤的，不用想了，用导赤散，竹叶、木通、生地配甘草，甘草这时就取它解毒清火的作用，所以要用生甘草，这时就不要用炙甘草了，它有助于竹叶清心火。

心主血脉。血脉不通畅，常常少不了甘草，甘草可以填充血管里的血容量，可以增加血液的动力，让不通之处冲开来。

现代发现，甘草有类激素作用，它没有激素不良的一面，又有类似激素的作用。

微循环不通畅，如心脏、血液循环的问题，关节痹痛的，你看开了一大堆风湿药，后面要加一个甘草，不单是缓解风湿药霸道伤胃，因为它本身还有疏通血管的作用。

再讲脾，脾主消化，所以四君子汤有甘草，那些消化不好的，着急的，一吃就拉肚子的，要用点甘草，四君子汤就缓和了。

脾主肌肉，所以重用黄芪、甘草，补中益力气，可以让人生肌长肉。令瘦者变肥，黄芪甘草也。

甘草配党参，可以让手脚有力，因为脾主四肢。甘草配大腹皮，可以治疗肚腹虚胀，什么叫虚胀？就是说你觉得很累，但是又很胀。有一种胀你是不累的，恨不得将这些东西泻出来，这种胀就不能用甘草，直接大黄、枳实、厚朴就好了。

有一种胀，你看人神疲乏力，就要甘草加大腹皮，或者朴姜半草人参汤，厚朴生姜半夏甘草人参汤，方中有甘草跟人参，干什么？补脾虚，生姜、半夏将气从咽喉降到胃，厚朴将气从胃降到肛门，所以三味药把气往下顺，人参、甘草将体能补足。

脾胃还主升举，开窍于口，所以嘴角下垂，沮丧，脱肛，用补中益气汤，重用黄芪、甘草，这毫无疑问的，可以将脱陷的脏器往上提拔。

中气足，百病除。中气虚，万邪欺。

补中益气汤不单治疗一般的嘴角下垂，沮丧，它治疗所有的机能衰退。如果针对抵抗力下降，那补中益气汤也可以用。

肝脏最怕的是什么？着急，肝苦急，急食甘以缓之。

肝非常不喜欢急躁，急躁会让肝很难受，缓和了肝就会好。

所以我们就用甘草来甘缓救肝。一着急，胸肋就痛，一生气，乳房就胀，用四逆散，柴胡配甘草，疏肝解郁，柴胡可以将气顺达，甘草可以使筋脉柔缓，既要知道用什么方治什么病，也要知道它作用的机理。

老师跟你讲机理，炙甘草配合白芍能让打结的经脉松开来，芍药甘草能够缓急，它松开来了，就像乱麻一样，我现在帮你松开来了，它不会紧了，你会发现乱麻乱扯以后，最后它会打成死结，解不开的，现在要放松，让它松开来，绳子一松开来，它就好解了，叫松解松开。

松开来以后，再加柴胡跟枳壳，柴胡往上，枳壳，往下，柴胡往外，枳壳往内，它们是条达开来的。

用芍药、甘草松解，它是松解剂，再用柴胡、枳壳，一上一下，往上下里外条达，经脉就恢复应有的样子。

所以这个四逆散非常好，不单治疗肋痛，还可以治疗头痛，哪种痛？紧张性头痛，太简单了，用四逆散，加点川芎，不用再加其他药了，没有不减轻的。

柴胡可以用到20克，因为20克它才能疏肝解郁，8～10克升阳，30克就解表发汗。炙甘草也可以用10～20克，可缓急，松解经脉。

有些人说他不是肋痛，他是脚痛膝盖痛。

就用四逆散，因为膝盖痛，一痛肯定就经脉拘急，芍药、甘草帮你放松，放松以后，局部还胀，那就用柴胡、枳壳条达，然后怎么作用到膝盖？加川牛膝，四逆散加川牛膝。

还有一个落枕的案例，落枕老师都不想讲了，太好治了。

病人颈部僵得不得了，之前吃了葛根汤，稍松，未能痊愈，我看甘草才用到10克，葛根30克，我说剂量太小了，葛根加到80克，甘草加到20克，进一步松解他的经脉，深层次的松解。

肝开窍于目。这眼皮跳，只要有甘草下去就平和了。

眼皮老跳，一般有两种情况会跳。一种是疲劳，疲劳了眼皮就不听使唤，就会跳；另一种是着急，着急就紧张不安。所以最近老是着急又疲劳，两边眼皮就跳，那么我们用芍药、甘草缓它的着急，补它的疲劳，所以这个芍药甘草叫缓急补中。

说白了，就是说着急的人，吃芍药会舒服，会松缓。甘草是甘甜的，补中的，人都需要一点甘甜的东西，它是补虚的，治疗疲劳的。所以把芍药看作松解剂，甘草看作补疲劳剂。

眼皮跳，不是属于肝开窍于目吗？那赶紧加点枸杞、菊花，加点柴胡、枳壳。

肝主筋，所以风湿关节痛病人，这个鸡爪手，松不开，关节痛，可以用甘草，让它不要拘紧。

手上的紧，桂枝汤重用甘草；脚下的紧，独活寄生汤重用甘草；腰背的紧，可以用肾着汤、壮腰健肾丸。

现在讲肾，看甘草在肾中是如何运用的。

腰以下如戴五千钱，用肾着汤。腰很沉重，很疲劳，甘草会补疲劳，可以缓急，有人说，这肾着汤里没有一味药是补肾的，全是脾胃用药。

每一个脏腑都不能独立运作，都是五脏齐心协力的效果，像肾要正常推陈出新、藏精，要靠脾胃的肌肉，你看肾周围包裹的全是肌肉，不然怎么叫腰大肌呢。

所以只要会治肌肉，身体的肌肉好了，五脏六腑都会不同程度地好转。

治病有的时候不一定立马要针对这个病灶，我们可以用迂回战术。养身体可以一点一点地恢复，比如先恢复他的肌肉，我们用肾着汤，祛腰背的水湿，补肾精是后面的事，先将腰背的水排掉了，饮食的营养就能补进来。

肾能够主二便，所以晚上夜尿多，可以用点金樱子、甘草或杜仲、甘草都好，一般比较轻的夜尿频多，吃一两次就好了；益智仁配甘草也好，固精缩尿嘛，乌药配甘草也行。还有这个大便秘结，肾司二便，肠中津液枯竭，火麻仁、肉苁蓉、锁阳，再配甘草，可增强润通的作用。

肾主腰脚，所以老年人脚站不稳，走路颤颤巍巍，抖动。树木为什么会抖？没有培根，厚其土。所以我就用六味地黄丸加甘草，加桂枝汤，可以厚培其根，枝叶乃茂。

肾主骨，中老年人，骨质疏松，骨钙流失，骨钙为何会流失，肾不封藏，土不固水，因为骨属于水，不能只治水，还要治土，所以骨钙流失的人，用骨碎补、川续断、锁阳，再配合甘草，加了甘草就不一样。

河堤里水坝流失了，肯定要培土，加钢筋就是补肾，培土就是健脾。

慢病、虚病、衰老病，补气健脾，固肾藏精，何患不愈。

急病、痛病，益气行血，气通血活，何患不愈。

所以老师认为，初病要调气血，久病要补脾肾，这是一个大思路。

小病要调气血，大病要调阴阳。

五脏的病，一味甘草，都带动了，它有解毒圣药的美称，能解百毒和百药，运用非常广泛，所以现在的人偶尔喝一些甘草水，非常有好处，因为经常吃外面的东西，有好多东西不够安全，或者留得时间久了，甘草可以解食物中毒。

甘草分为生甘草跟炙甘草，生甘草偏于清火解毒还可以润肺，炙甘草偏于补中益力气缓急。还有一种粉甘草，就是去皮的生甘草，它可以清内热心火，消肿毒，利关节。

《神农本草经》讲，甘草可以主五脏六腑寒热邪气，寒热都是极端的，甘草可以补中。

所以我们说，治寒以热药，治热以寒药。

如果寒热不调，阴阳俱不足者，调以甘药。哪些人阴阳两虚？年老的人，天气稍微冷他就受不了，天气热一点，他烦得不得了，不耐寒暑者，一般都是阴阳两虚。

甘，它居中，可以调两极的不和，所以主五脏六腑寒热邪气。

一般人不知道什么叫寒热邪气，老师跟你讲了，寒来暑往受不了的，要服点人参甘草汤，生脉饮加甘草，或者炙甘草汤，都好，就是可以让人能耐寒暑，冬天冻下去，身体不会生病，还更强壮，夏天越热身体越壮，不会被热得没气。

以前的道士冬不炉夏不扇，冬天不需要烤火身体自暖，夏天不需要摇扇身体清凉，功夫高强，为什么？心性平和，服食甘草，它能调五脏六腑的寒热邪气。

甘草配骨碎补，可以治疗钙流失，坚筋骨。

甘草配续断，可以治疗筋松弛。凡断续之处，这续断皆可补之。

所以打折了腿啊，打伤了关节，这手用锄头，突然间用爆发力，猛的扯到了，没有骨折，就筋拉伤了，回去搞点续断，再加点甘草熬水，配点大枣下去，好喝一点，有利于筋伤的恢复。

甘草还可以长肌肉，《神农本草经》讲，重用黄芪、甘草，是可以让肉丰隆，肌满壮，如果配大枣，还可以填充血脉。

甘草能倍力气，黄芪配甘草又叫倍力汤，夏天体虚，夏季无病常带三分虚，因为毛孔开张。冬天的时候，手脚怎么有劲了，夏天感觉好累啊，好容易虚，黄芪甘草汤，夏天就吃这个最好，春夏养阳嘛，再加点生姜、大枣养阳。

水泵厂的一位阿姨，做水泵的，她腿老抬不起来，几次都在家里绊倒，还不能爬山，因为腿没劲。

要倍力，用补中益气汤，重用黄芪、甘草，黄芪80克，甘草20克。

她吃完药以后，晚上脚也不抽筋了，腿也抬起来了，也不会再撞到大脚趾了。

如果最近有人，扫兴倒霉，老踢到脚趾头，不要紧，黄芪、甘草就可以帮到他。

古籍记载，此二药服完，自觉脚底有力涌出。

甘草可以治疗金疮肿毒，甘草既解毒也可以生肌，疮肿有两种，第一个表面有毒，第二个肌肉不长出来。甘草都可以治。

所以甘草有百利而无一害，《名医别录》记载，甘草止渴除烦，所以消渴可以用它。

《汤液本草》记载，甘草可以治疗肺痿，这个肺痿弱，肺虚了，土能生金嘛，甘甜益力生肌肉。

老师昨天听到一个消息，有位老阿婆跟我讲，她变矮了，仅仅两年时间矮了两寸，所以裤子如果不剪，老拖地。

这叫痿，像瘪核桃一样，瘪了，怎么办？平时可以服点黄芪甘草汤，加枸杞子、牛大力，可以延缓萎缩痿弱，因为人衰老就是一个萎缩痿弱的过程。

《日华子本草》记载，甘草能安魂定魄。

有些人胆子小，特别容易被吓到，提心吊胆的，碰到一些事情，心里就很纠结，魂飞魄散，怕怕的，弄点甘草、黄芪吃吃，气足了就不怕了。

人参、甘草、五味子，可以治疗一切五劳七伤。因为人参、甘草，可以补五脏元神的，五味子又可以入五脏。

惊悸，小孩子晚上闹夜，甘草配点蝉蜕，服两次就好了。

烦闷，最近比较烦，甘草可以补，补足一点，就给点力，就是加油，就不烦了。

老师认为烦是微虚，你气好足的时候，根本没有烦的念想。

健忘，为什么会健忘？健忘的机理是什么？表面上是大脑细胞活力下降，实际上就是气不足，上气不足，就是说气往上走的力量不足了，那么眼会花耳会鸣，嘴巴会尝不出食物的味道，即嗅觉和味觉都下降，脑子记忆力也下降，上气不足。

怎么办？用升麻、甘草、黄芪，就把这个中气升举了，脑子又亮了，就不健忘了。

甘草通九窍，所以说诸孔窍开合失常，我们可以用甘草。

利百脉，上下内外脉气不通的，我们可以用甘草。

益精养气，甘草有益于精气神的。

甘草壮筋骨，解冷热，它可以解冷热交替，可以治疗老是出入空调房，又到酷暑的地方，在 10～30℃ 的环境来回穿梭，冷热交替，像坐地铁一样，一进去冻得发抖，一出来，热得满头大汗，总是在这种冷热交替的环境里头穿梭，身体关节就会痛，毛孔会闭塞，用甘草配桂枝叫解冷热，你看桂枝汤叫调和营卫，让毛孔功能更强大。

《景岳全书》记载，甘草有中和之性，刚燥之药得之可以柔和，泻下之药得之可以缓其速度。比如说，大黄配甘草，拉肚子泻下就会慢一点，不会泻得你脚软；干姜、桂枝配甘草，补身体的阳气，慢一点补，就是慢火，就不会烧烂锅，不会发生空锅烧水现象。

有些人一吃药就上火，要重用甘草，伏火。

《养生必用方》记载，阴中瘙痒，生甘草一尺，切碎，煎水熏洗可以好。

古代有治疗狐惑病的甘草泻心汤，所以重用甘草可以治疗从嘴巴一直到肛门的溃疡，口腔溃疡、胃糜烂、特异性肠炎、肠溃疡等，这些消化道的溃烂疮面，都可以帮助其愈合，因为它既解毒又生肌，解毒了，局部的炎症就会退，生肌了，新肉就会长出来，取代旧肉。

所以甘草泻心汤，治疗这些溃烂病，几乎无往不利。因为溃烂病有两个原因，第一是不是有炎症；第二是不是免疫力下降不能修复。

甘草泻心汤，甘草这味药好就好在它一边解毒去其邪，一边补中扶其正，扶正祛邪一体化，所以真的不能小看甘草。

张锡纯有个治疗肺结核的经验，单用粉甘草4两，煎汤水服用，几乎屡用屡效。张锡纯又说，如果是加金银花3钱煎汤送服，每次用甘草粉钱半就好了，这个肺就会修复。

岳美中医案记载，山东有一个人，咽喉痛得像刀割一样，用中西药百治乏效，观他的咽喉不红不肿，知道是经气不利，气血不通利，用出自《伤寒论》的甘草汤，生甘草、炙甘草同用，疏其拘挛，服后两天，咽痛消失，咽喉痛得像刀割一样，两天就好了。

有一商人不思饮食，平时比较急躁，医生一看，他腰酸短气乏力没劲，头晕目眩，总之亚健康的临床表现，在他身上都完整的出现了。

换了好多医生，最后有一位医生，给他开了平胃散加焦三仙，苍术、厚朴、陈皮、甘草，再加焦三仙，这么普通的调脾胃的药。

然后病人问："我没有食积，为什么开焦三仙？我也没有明显胃痛，为什么开平胃散？"

医生说："世人皆知平胃散、焦三仙能够消食积，不知道他们更能消药积。"什么叫药积？长期服药，身体也不好。

这是大家都没有想到的，于是他就试着去服，服药三日后，胸中宽敞，思饮食，气力倍增，诸症自愈。

感慨世人皆知药物治病之为妙，不知道用药不当凡增其害，药积在身体，又会导致新的疾病，叫旧病不愈，新病复起，搞得气机紊乱，药更难治病。

所以先要行消药积之法，用平胃散加焦三仙，恢复脾胃功能。

有一男子，25 岁，下腹部长了一个肿物，像鸡卵大，不红也不是特别痛，但是导致腿脚都拘挛了。

这个脚跟竟然碰不到地板了，踩不下去了，这些身体的包块是有血管组织的，它要吸人体血气，所以会觉得好累，好痛苦。

然后找到刘渡舟老先生，刘老一看，这腿都拘挛了，应该先松解腿，局部包块就是肝郁的产物，肝气郁结，它郁了就结了，所以这腿脚跟都不能挨地了，是经脉收缩收引，那么我就要松解它。

白芍 24 克，炙甘草 12 克，两味药，服上三剂，以观疗效。第一剂腿不抽了，第二剂脚能够踏下去，第三剂包块就退掉了，再服一剂，全部症状消失。

身体莫名其妙长包块，别忘了芍药甘草汤，不要辛辛苦苦去想要用什么活血化瘀、破癥消坚的药，反而想不到简简单单的芍药甘草汤可治。

我们看《得配本草》记载甘草的配伍。

甘草配桔梗，可以清利咽喉。

甘草配陈皮，可以调和胃气。

甘草配茯苓，可以治疗大便稀溏。

甘草配桂枝，可以治疗心慌心悸。

甘草配黄芪，可以补中益力气。

甘草配升麻，可以治疗健忘，气不能上头。

甘草配大黄，可以治疗便秘、口疮。

甘草配竹叶，可以治疗舌头的溃疡。

甘草配黄连，可以治疗胃热泛酸。

甘草配竹茹，可以治疗呃逆。

甘草配附子，可以暖腰肾，让肾有动力。

甘草配大枣，可以长肌肉。

甘草配麻黄杏仁，即三拗汤，可以治疗风寒犯肺。

甘草配蒲公英，可以治疗胃溃疡。

甘草配金银花，可以治疗肺痿。

甘草配饴糖，像小建中汤，可以治疗肚腹虚冷不能化食物。

甘草配芍药，可以治疗周身上下拘挛不通。

第70讲

人 参

> 人参乃补气之元神。

人参可以补气，也可以补神。

心慌气短了，嚼两片人参气就提起来了。两个同等体力的人，一个让他服三片人参，一个不服，然后走三里路，服的觉得游刃有余，不服的觉得气喘吁吁，气息绵绵。足见人参可以提气。

人参不是简单的补气，它还能够提高血细胞的饱满度、强壮度，使血细胞携带氧跟转化氧的功能加强，它是提高能力的，气就是一种能力。

如果没精神，含几片人参下去，精神足，百病除，精神虚，万邪欺。

神旺，无病也。昂首阔步，挺胸收腹，这是神旺的体现。神旺人欺病，神衰病欺人。

人参还增强免疫力，让人能耐寒暑。

一个小女孩，天冷的时候，她十指尖就会痛，天热就没事。我说太简单了，人参加生姜，两个药可以打粉，早上喝一小调羹。

家有老姜，不用街头买药方；家有老姜，赛服人参汤。

人参跟老姜联用，叫气阳并补。我为什么不单用姜，也不单用参，因为单用姜只是补阳为主，人参是补气。气阳对血阴，皮肤干燥，大便干涩，要养阴育阴；手脚发凉，能量不够，要温阳补气。

温阳者，生姜也；补气者，人参也；气阳并补，人参生姜。

吃完以后，十指的冰凉感没了，之后我每每看到病人指甲是苍白的，就明确就是供血不足，所以脑子记忆力下降，颈椎不行，眼睛视物也昏花。

十指连心，心脑相连，头窍通指甲，指甲可以看出好多头脑的问题。

血液循环不好的人，记忆力、颈椎跟眼睛都不太好，不是岁月催人老，而是气阳没有养足。

我们有些学生说，怎么天气一转换，身体就发凉了，不行了，跟不上了。

我说，第一条提高睡眠时间，第二条力微休负重，就是说自己能力有限，就要裁枝剪叶，不要去狂揽大揽，明明是拉斗车的体力跟臂力，偏偏要去拉拖拉机，拉得动吗？所以再补都没有用，要量力而行。

生姜就是生长你的疆域，人参可以让人气不断充足，人活一口气。人参是上品，跟三七同为五加科植物，有句话叫：宁要五加一把，不要金玉满车。

这金跟玉，满车都不要，但是五加皮一把就要，五加不单是五加皮，五加科的三七、人参都归入其中，因为人参根部酷似人形，故称人参。

而且这参通参（cān），参政，参加，参天悟地，参悟造化，话头参究，这个参它有通天地之效。所以人参可以通天地神灵，它又叫人衔，人因天地之气生；它又叫鬼盖，就是说这些邪鬼病气、恶气、邪气、阴气碰上它，像老鼠碰上猫一样，被盖住了。

人参有大补元气之作用，一般单用20～30克，叫独参汤。

药专力宏，药专了，它没有掣肘，力量就会很大。所以对于虚脱的人，用独参汤，干活干脱力的人，单味人参煮水，可以加点糖，直接灌下去，这个力量就回来了。

独参汤，或者加仙鹤草、大枣，即仙枣汤，仙鹤草又叫脱力草，脱力之人服后能够力量回归。

人参、仙鹤草、大枣这三味药煎水服用，平时抵抗力下降的，打喷嚏、流清涕、流口水、视力减退、耳聋、飞蚊症等，总之你看一个人，一望过去，他就不够精神的，这三味药可以让他的力量回来。

人参不单益气救脱，它还可以益气生津。

有些病人，血糖高，口干渴，发现切点人参片含了，口中津液满嘴，消渴大减。什么原因？

人参益气生津，气上来了，津也被带上来。

人参配麦冬、五味子，可以治疗消渴，咽干口燥。

古代有这种说法：人参杀人无过，大黄救人无功。

因为有一病人，肚子不舒服，吃了大黄，连拉了三次过后，他就不断地骂大黄，其实他已经好了。还有一个病人，他吃完人参，眼底都流血了，他还在说这人参多好多补，都补得出血了。

假如真的过服人参，导致血压上升、失眠、眼中出血，不要怕，人参和莱菔子是相畏的，然后就吃点莱菔子，或者降气的，比如大黄，气降则血降。

你看莱菔子跟大黄都有一个作用——通降阳明。

阳明降下去了，上面就不会血气暴溢了。

《神农本草经》记载，人参味甘，补五脏，安精神，定魂魄，止惊悸，除邪气，明目，开心益智。

补五脏，它不是补一脏，是五脏都补。安精神，就是说五脏的脱陷亏虚，它可以补；精神的疲倦，它可以提。所以人参在老师看来，它是物质跟精神两手抓的，五脏和精神，它都可以调。

它又是扶正跟祛邪同用的，为什么呢？明目开心益智，就是扶正；安魂魄，止惊悸，除邪气，就是祛邪。

《本草新编》记载，人参乃补气之圣药，活人之灵苗。

补气药，没有能超得过它的，人参救人无数，入五脏六腑，无经不到，为什么无经不到？因为没有一条经不需要它的，所以不用特别说人参归哪条经，通身上下，每条经络都需要气，人参就能将这团气补给需要的地方。

《日华子本草》记载，人参调中治气，消食开胃。

有的老人，他没有食欲，不爱吃饭。

脾主意，意志的意，他这个没有食欲了，吃饭的念头想法都没有了。

你说我给他消食，陈皮、佛手，怎么还没食欲，用最好的新会陈皮还没食欲。

老师跟你讲，胃下垂了，你越给他消食，他胃越垂，胃越来越虚，它里面没食可消了，开始消胃黏膜了。

换一种思路，补中益气汤，再加点陈皮、枳壳，马上胃口变大，食量增加，精神饱满。所以消化食物，也是需要元气的。

老师跟你们讲，凡是饥饿过度，绝对不要饱食，因为他没有多余的元气去消化食物，反而饿一饿，身体更好。

《主治秘要》记载，人参补元气，止泻。

你看为什么会泻？气不足，兜不住了，所以参苓白术散含有人参，可以治疗脾虚便溏，老上厕所，只要舌边有齿痕，舌苔白，水汪汪的，就可以用。

人参能够治阴阳不足，肺气虚。

演讲、唱歌，气提不起来的，用人参、石斛，都是可以补气提肺气的。

《本草蒙筌》记载，人参定喘。

人参可以定喘，喘出于肺，根于肾，所以人参配沉香，可以让人气沉丹田，如果平时吸两口气，觉得不够，服用人参、沉香后，吸一口气就饱了，就足了。

《长沙药解》记载，人参乃久痢亡血之要药，盛暑伤气之神丹。

腹泻久了以后，血都脱了。

无形之气应当急固，有形之血不能速生。

所以我们用人参来回气，为暑热伤气之神丹。假如你孩子要去军训，怕他中暑，买点人参五味子糖浆，晚上叫他喝一点，或者兑一些稀水来，暴晒的时候，提前喝一点，可以抗暑热伤气。

《本草纲目》记载，男女一切虚证，无论发热、自汗、眩晕、吐血、咳血、下血、血淋、血崩，还有胎前产后诸病，人参无不消减。

有一种发热，你不断用黄连去泻火，他还照样发热，有一种治法叫甘温除大热，特别是你看一个人好累好虚，身体又老发热，脉象摸下去空的，赶紧用人参，用补中益气汤，这个热就退了。

老师碰到珍仔围村的一个人，他发热，浑身上下好像布满了一层火炭一样，输液也降不下来，怎么退热都退不了。

我说家里有没有人参，如果有，赶紧切了，然后煮水，加点白糖喝。

甘温除大热，假如有效的话，这个道理行得通，他就应该立见好转。

他刚吃完就睡觉了，果然，一起来，热就全退了。

你看产后自汗，一动就出汗，肯定要用点人参了。因为生产时子宫口大开，毛孔全部大开，气回不进来，人参一下去，它就回来了，人参是回气的，气一回，汗就收了。

眩晕，寸脉不足的，用人参。

长潭村有一位老叔，眩晕了三年，我一剂药把他治好了。我一切他的脉，寸脉根本摸不到，我问他大便是不是不太通畅。果然他回答三天一次。

桂枝汤加红参，再加火麻仁 30 克，再加颈三药。吃完以后，大便也通了，头也不晕了。

气能摄血，就是说你能够拿东西，拿稿件，搬桌子，是因为气大，气不足的时候，你搬起来，等一下就摔下去了，顶不住。

人的血就是物质，气就是精神，精神不足的时候，你的血固不住，所以就会流鼻血，会胃出血，会崩漏。久病崩漏，用归脾汤，重用人参，崩漏就会好。

《名医别录》记载，人参令人不忘，不忘散里有它。

所以人参配核桃，补气可以到脑，增强记忆力。

人参配菖蒲，开心窍，使思维敏捷。

人参配牛膝，补气可以到膝盖，加强行动力。

所以你看一个人鬼点子多，就给他吃牛膝，让他多一点到脚上去行动，少一点在那里想。

你看一个人行动力好强，但是脑子不开窍，就多给他吃一点菖蒲、桔梗、升麻，让气往头脑跟心窍上升。

《本草经解》记载，人参能补肺，肺为五脏之华盖，百脉之宗主，乃一生之橐龠，即风箱，主生气，生生不息之气。

人参通过补肺，加强风箱的作用，增大燃烧的火力。

老师认为，元气足，身体就没有任何积滞；元气少，身体开始有少量积滞；元气大亏，身体就有大积；元气绝，身体就僵硬。所以全凭一息元气在，主宰一身之体。

古代医家张元素、朱丹溪等认为，无虚不作积，积乃正气虚。正气亏虚了，这些积才留在体内。

把气吸足以后，体内的那些杂质会被燃烧掉，包括老人斑，老人斑不是靠擦掉的，是靠元气足燃烧掉的。结石不是靠碎石机碎掉的，如果元气不足，随后它又长了，是靠元气足了，将它推出体外。大便不是靠蜂蜜润下来的，是正气足以后将它推出来的，不是靠泻药去推的，是正气去推的。所以一切包块积聚，原因都是正气亏虚，叫气足不留积，气虚积必留。

《本草新编》记载，有个人心力交瘁，手都举不起来，急用人参1～2两，服后就救过来了。又有一个人大出血，危在旦夕，用人参3～4两，一剂就救过来了。还有人遗精泻精过后，瘫痪在床，重用人参3～4两，也恢复过来了。

所以精、气、神、血急剧的丢失，导致身体像废人一样动不起来，人参就能让人重新复生。

气脱、血脱、津脱、液脱，寻人参。

《医林锥指》记载，有一吐血的病人，用大黄炭、棕榈炭，还是止不了血，奄奄一息。后来医生说，这个是元气大虚后，血往外面吐，因为六脉脉象都俱无了，赶紧用人参30克煎汤，服后血也止了，人也复苏过来了。

《名医类案》记载，有一妇人三阴交无故出血如箭射，气脉将绝，昏仆不省人事，用人参30克煎灌，复苏过来，血也止了。

所以有些部位一直出血，用手按它都止不了，原来是因为身体虚，一补足了，就不再出血了。

一男孩拉肚子，水样的稀便，静脉输注抗生素，中西药并进，居然好不了，家人就很着急，发现孩子神情淡漠，睡觉的时候，白睛都露出来了，四肢发凉，声低力弱，面色无华，这是腹泻多日以后，元气走失。

碰到一位中医，给他用人参3克，切了用米炒，然后炖汁少量给他服用，因为是小孩子嘛，不到1岁，因此要小量服用，服完以后，睡一觉醒来，就能够想要吃乳汁了，腹泻就停止了，第二天就能喝米汤水，好过来了。

还有一个独参汤催生的医案。旷某，临盆两日，难产，打针也不应，将生不生，医生说这是缺了一股气，一次用人参30克，服用下去，连服3次，顺利生产。

假如一个家庭没有能力去买人参，可以仿照高鼓峰的做法，高鼓峰是名医，他用党参、黄芪各30克，当归15克，川芎10克，代替野参，叫代野参汤，冬天要加肉桂10克以温之，屡试有效。

所以，黄芪、党参、当归、川芎、肉桂，也是补气五宝。

《四川中医》杂志记载，李某分娩两天过后视力就下降，最后看不见东西，像手机一样，一下黑屏了，怎么办？没电了，人体的电就是气血，人体的电线就是经络，经络是通畅的，可是气血不足，为什么说明她经络通畅？因为她手还可以动来动去，为什么说她气血不足？因为她眼睛看不见了，这叫产后暴盲，脉搏虚弱，用红参5克煎汤，频频地饮，饮完以后再嚼食这红参，才两天，虚汗就减轻了，三天眼睛就能看见东西了，第四天视力恢复，一周后出院，没事了。

元气暴脱以后，脏器组织功能完全废掉了，人参可以重新充电，让它复苏。

所以人参是元气充电宝，是脏腑发电器。

我们看《得配本草》中人参怎么配伍。

人参配茯苓，可以治疗肾脏虚热，像骨头发热。

人参配当归，可以治疗血虚腹痛、关节痛。

人参配陈皮，补气而不上火。

人参配磁石，纳气，可以治疗虚喘。

人参配沉香，可以治疗气不入丹田。

人参配苏木，可以治疗跌打伤瘀血。

人参配菖蒲，可以治疗生完孩子后，话讲不出来，叫产后不语。

人参配枸杞子，可以治疗生完孩子以后，眼睛看不清东西。

人参配辛夷花，可以治疗鼻不闻香臭。

人参配合山药、苍术，可以治疗食不知味。就是说味觉下降，就人参配山药、苍术，嗅觉下降，人参配辛夷花。

人参配龙骨，可以摄精，所以晚上遗精，或者夜尿频多，人参配龙骨。

人参配牡蛎，可以治疗白带量多。

人参配山楂、神曲、麦芽即焦三仙，可以治疗气虚食积。单食积用焦三仙；单气虚用人参；一个人既体虚力弱，没力讲话，又没胃口，就用人参加焦三仙。

胃没动力，胃下垂，人参就要配枳壳、黄芪，升上去了；讲话没力，高音飙不上，人参要配桔梗，开音利咽；痴呆脑力不足，人参要配核桃、补骨脂；现代研究发现，脑积液跟脊髓液是相通的，所以人参可以配金毛狗脊壮督，腰背僵痛可以用。

人参配牛膝，膝关节润滑液少可以用，还可以加点枣仁。

人参配川断，可以治疗自觉拉伤感，搬个煤气罐，就觉得这个腕有点脱伤的感觉，如果觉得最近身体有点散架的感觉，赶紧搞点人参跟续断，不然的话真的就脱臼了。

人参配荆芥、防风，可以治疗虚人感冒，即荆防败毒散、人参败毒散。

就是体虚了，吹一阵风就打喷嚏感冒，人参加荆芥、防风、生姜、大枣等。

人参配附子，即人参附子汤，可以治疗大失血，大吐泻，亡阳的现象。

人参配白术，可以治疗拉肚子，像四君子汤，治疗脾虚泄泻。

人参配合生姜，可以治疗腹冷，这个肚腹肚子里头冷的，可以暖。

人参配白虎汤叫白虎人参汤，可以治疗高热以后身体没劲，用白虎汤来清热，人参来补津。

人参配麦冬、五味子，叫生脉饮，可以治疗暑热伤阴，脉微欲绝。可以让脉重新生起来，像河流一样，已经没水了，人参麦冬五味子，可以让水重新生起来，可提高血容量，让脉重新搏动。

人参配枣仁，可以治疗心气虚以后多梦惊悸健忘，最近老是忘事忘词记不住，那就人参配点枣仁、远志，枣仁可以宁心，远志可以固肾。人心志坚强以后，脑力就上来了。

关于人参的配伍非常多，虚实夹杂，怎么办？那就补泻同用。冷热交替怎么办？那就寒温并用，这就是用药之妙。

后　记

中医村。

观心台上。

古树间，徐老师正在泼墨挥洒。

我上前请一幅《上古天真论》。

徐老师说："这是习练之作，我再为您写几个字。"

我不假思索道："精神内守！"

徐老师说："再加四字，配成一对。"

我思忖良久，回神一看，徐老师已运笔收尾，八个字，在阳光树荫下闪耀飞舞：

精神内守，一气周流！

我的大脑仿佛划过一道闪电，欣喜若狂，这不就是我一直追求的答案吗？

如何实现"一气周流"？在"精神内守"的状态下，在没有头脑妄想干扰下，在没有人为造作下，身心就会恢复到自然天真一气周流的状态，而这种状态就是中医修行的方向，也是养生治病的方向。

大医境界中，安神定志，无欲无求，澄神内视，宽裕汪汪，说的就是这种复归天真自然天人合一的状态！

于是我便躺在观心台上，全身放松，身心、呼吸、意识融入到大自然中，慢慢地，人进入到忘我的状态，头脑念头几乎静止，自然呼吸，气血自然运行，身体暖洋洋一片……

这就是一气周流，是本自具足的。

只要悟透这八个字，就很容易进到那个天人合一的状态！

我们学医用药，不能过于粗暴地干预身体气血的运行，而应该站在一气周流的高度上轻轻导引身心方向，使乱者安之，散者收之，郁者达之，下者举之，高者抑之，紧者松之，塞者通之，让一气得以周流，让精神得以内守，这样才能真正帮到人！

希望，读这部书的朋友，不单能学会书中的知识，同时还把这八字精髓取回去！